Almut Zeeck

Essstörungen

Wissen was stimmt

W0095376

HERDER spektrum

Band 5772

Das Buch

Allein in Deutschland leiden über 100.000 Menschen, vor allem junge Frauen, an Magersucht, von Bulimie betroffen sind sogar mehr als 600.000 Menschen. Doch was steckt hinter diesen Krankheitsbildern? Wo liegen ihre Ursachen und wie lassen sie sich am besten behandeln? Eine Essstörung führt die Betroffenen oft durch ein Labyrinth aus Hungern, Erbrechen, Kalorienzählen, Wiegezwang und gestörter Körperwahrnehmung. Diese Welt hat eigene Regeln und Prioritäten, die mit der Einschätzung von Freunden und Angehörigen nicht viel gemein haben. Umso stärker haben sich feste Überzeugungen herausgebildet, die versuchen Antwort auf wichtige Fragen zu geben.

Almut Zeeck kennt die Ängste und Sorgen von Betroffenen und deren Angehörigen aus ihrer täglichen Berufspraxis nur zu gut: Leiden alle Frauen mit starkem Untergewicht auch an Magersucht? Sind Bulimikerinnen Magersüchtige, denen die Disziplin fehlt? Tragen tatsächlich die Mütter die Hauptverantwortung für die Erkrankung ihrer Töchter? Und welche Rolle spielen die Standards der Modelbranche und der auf Konsum ausgerichtete Lebensstil der reichen Industrieländer? Klar und übersichtlich zeigt sie, was wirklich stimmt. Die wichtigsten Antworten zu einem aktuellen Thema.

Die Autorin

Almut Zeeck, Dr. med., habil., geb. 1963 in Frankfurt am Main, ist Fachärztin für Psychosomatische Medizin und Psychotherapie sowie Fachärztin für Psychiatrie. Als Oberärztin leitet sie die Spezialambulanz und die Forschungsgruppe Essstörungen an der Universitätsklinik Freiburg. Sie ist seit Jahren aktiv in der Forschung und Entwicklung neuer Behandlungskonzepte.

Almut Zeeck

Essstörungen

Wissen was stimmt

ausgeschieden

Na 9.6m Zeech

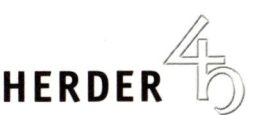 Öffentl. Bücherei Adolf-Kolping-Str. 4 53340 Meckenheim	Preis 7,90
	Alter SfC
IK/SW	Magersucht
IK/SW	sucht
Zug.-Nr.	71. 135, 10

HERDER

FREIBURG · BASEL · WIEN

Originalausgabe

© Verlag Herder GmbH, Freiburg im Breisgau 2008
Alle Rechte vorbehalten
www.herder.de

Umschlagkonzeption und -gestaltung:
R · M · E München / Roland Eschlbeck, Liana Tuchel
Umschlagmotiv: © gettyimages

Herstellung: fgb · freiburger graphische betriebe
www.fgb.de

Gedruckt auf umweltfreundlichem, chlorfrei gebleichtem Papier
Printed in Germany

ISBN 978-3-451-05772-4

Inhalt

1. Einleitung   **9**

2. Was sind Essstörungen?   **13**

»Essstörungen sind ein Spleen junger Frauen«
Verschiedene Formen der Erkrankung   13

»Magersüchtige haben nie Hunger«
Über das Hungern und wie Essrituale entstehen   28

»Bulimiker sind Magersüchtige ohne Disziplin«
Diätversuche und Leistungsdenken   33

**»Bulimiker sind verantwortungslos: Sie erbrechen
Nahrung, während andere in der Welt hungern«**
Über Scham und Schuldgefühle   35

**»Menschen mit Essstörungen haben eine
schwere Persönlichkeitsstörung«**
Typische Temperaments- und Charakterzüge   37

»Essstörungen sind eine Mädchenkrankheit«
Der Beginn der Erkrankung und die
Rolle des Geschlechts   42

»Essstörungen nehmen immer mehr zu«
Historische Entwicklung und Verbreitung
des Krankheitsbildes   44

**»Essstörungen sind eine Luxuskrankheit
der reichen Industrieländer«**
Soziale und kulturelle Aspekte des Essens   48

3. Ursachen von Essstörungen   **53**

**»In den Familien stimmt etwas nicht,
schuld sind die Mütter«**
Magersucht und Bulimie als Entwicklungsstörungen   53

»Magersüchtige sind angepasste Streberinnen«
Leistungsdenken und Rivalität unter
Gleichaltrigen   62

»Magersucht ist Suizid auf Raten«
Existentielle Gefahren und Fragen   64

»Es liegt an den superdünnen Models«
Die Rolle heutiger Schönheitsideale   66

**»Pro-Ana- und Pro-Mia-Internetseiten
führen zu Essstörungen«**
Gefahren des World Wide Web   69

»Es liegt an den Genen«
Der Einfluss der Gene bei der Krankheits-
entstehung   74

**»Magersucht und Ess-Brech-Sucht sind
Suchterkrankungen«**
Essstörungen als Verhaltenssüchte   77

»Bulimikerinnen sind Missbrauchsopfer«
Essstörungen als Folge sexueller Traumatisierung   81

»Manche Sportarten führen zu Essstörungen«
Die Rolle von Sport bei der Erkrankung   83

**»Die Gründe für eine Essstörung sind individuell
ganz verschieden«**
Risikofaktoren   88

4. Behandlung und Verlauf von Essstörungen   **91**

»Magersüchtige müssen nur wollen,
dann können sie auch wieder essen«

Warum Betroffene an der Erkrankung
festhalten wollen   91

»Essgestörte verleugnen ihre Erkrankung«

Zum Problem der verzerrten Selbstwahrnehmung   95

»Es braucht eine strenge Kontrolle«

Über die Bedeutung von Struktur
und Vereinbarungen   98

»Es braucht vor allem Zuwendung und Liebe«

Eigenständigkeit und Nähe innerhalb der Familie   102

»Es braucht nur den richtigen Therapeuten«

Therapiemodelle und Behandlungsmethoden   105

»Es braucht Medikamente«

Möglichkeiten und Grenzen der medikamentösen
Behandlung   113

»Nach dem Klinikaufenthalt wird alles wieder gut«

Warum Wissen alleine nicht ausreicht   115

»Essstörungen machen den Körper kaputt«

Gesundheitliche Folgen von Magersucht
und Bulimie   119

»Einmal magersüchtig, immer magersüchtig«

Langfristige Entwicklung und Heilungschancen   124

5. Anhang   **127**

Literatur   127

Dank   128

Einleitung

»Da sieh mal einer her, warum kannst Du denn nicht anders?«
»Weil ich nicht die Speise finden konnte, die mir schmeckt.
Hätte ich sie gefunden, glaube mir, ich hätte kein Aufsehen
gemacht und mich vollgegessen wie Du und alle.«
(aus: Franz Kafka, Der Hungerkünstler)

Essstörungen sind ein Thema, das viel Aufmerksamkeit auf sich zieht. Dies hat sicher damit zu tun, dass vor allem die bekannteste Essstörung, die Magersucht, schon immer eine starke Faszination ausgeübt hat. Früher fand das seinen Ausdruck beispielsweise darin, dass auf Jahrmärkten Menschen »ausgestellt« wurden, die lange Zeit keine Nahrung zu sich genommen hatten. Man bewunderte sie für ihre Stärke und ihr Durchhaltevermögen, hielt sie andererseits aber auch für absonderlich. Franz Kafka beschrieb dies eindrucksvoll in seiner Erzählung »Der Hungerkünstler« (1922). Menschen, die scheinbar von der Luft leben konnten, wurden auch als Heilige verehrt. Noch heute spielt in vielen Religionen die Askese, die Enthaltsamkeit und Kontrolle von Bedürfnissen, eine wichtige Rolle. Menschen, die hungern, gelten als stark, weil sie Herr ihrer körperlichen Bedürfnisse sind.

Askese und Enthaltsamkeit

Ein weiteres Thema unserer Zeit ist die Maßlosigkeit. Wie umgehen mit Überfluss – zum Beispiel dem Überangebot an Nahrung? Wie umgehen mit Gier und unermesslichen Wünschen? Was

Maßlosigkeit

wäre, wenn man sich einfach alles nähme, was zu bekommen ist und auf Kontrolle verzichtete?

Essstörungen wie die Magersucht und die Bulimie kommen in den letzten 50 Jahren in den westlichen Industrienationen in einer Häufigkeit vor, wie es sie vermutlich zuvor nie gab. Aber wie kommt es dazu, dass heutzutage vor allem junge Frauen eines der basalsten Grundbedürfnisse – das Essen – verweigern? Und manchmal so extrem hungern, dass sie daran sterben – wie Menschen, die in einen Hungerstreik treten? Was auf der anderen Seite bewegt andere dazu, Essen, das für uns ja eigentlich Genuss und Befriedigung bedeutet, im Übermaß in sich hineinzuschlingen und dann wieder zu erbrechen? Diese Phänomene verunsichern – insbesondere in einer Zeit, in der es den Menschen materiell gesehen vergleichsweise gut geht.

Ursachen Es liegt nahe, unsere Gesellschaft zu verurteilen – den Schlankheitswahn, die allerorts angepriesenen Diäten, die Medien und die computermanipulierten Abbilder bekannter Models, oder aber »Pro-Ana«-Internetseiten, die abgemagerte Körper glorifizieren und angeblich nur einen »Lifestyle« vertreten. Aber auch wenn diese Einflüsse nicht von der Hand zu weisen sind, so erklären sie doch nur einen sehr kleinen Teil dessen, was die Entwicklung einer Essstörung ausmacht.

Bei der Klärung der Ursachen von Essstörungen gibt es immer wieder Modeerscheinungen. So wird eine Zeit lang ein Faktor und dann wieder ein anderer in den Vordergrund gestellt. Lange

Zeit waren es zum Beispiel die Familien oder Mütter, die »schuld« sein sollten. Auch die Gene wurden immer wieder als Erklärungsmuster herangezogen, dann waren es die Models in Modezeitschriften, die als falsche Vorbilder dienten. Leider ist die Frage nach den Ursachen nicht so einfach zu beantworten.

> **Die Gründe für Essstörungen sind vielfältig und lassen sich nicht auf einen oder zwei Faktoren reduzieren. Heute nimmt man eine komplexe Wechselwirkung von biologischen, psychischen und sozialen Aspekten an.**

Die Erforschung solcher komplexer Zusammenhänge ist schwierig und bei der Magersucht noch dadurch erschwert, dass sie kein häufiges Krankheitsbild ist. Daher sind einige Annahmen weniger durch empirische Forschung belegt als durch Expertenmeinungen geprägt, die sich aus der klinischen Erfahrung und aus kognitiv-verhaltenstherapeutischen oder psychoanalytischen Therapiemodellen ableiten.

Risikofaktoren

Hilfreich bei der Frage nach den Ursachen von Essstörungen sind Untersuchungen, die sich mit Risikofaktoren beschäftigen. Sie geben uns Hinweise darauf, welche Menschen mit einer höheren Wahrscheinlichkeit eine Essstörung entwickeln als andere. Allerdings sind solche »Risikofaktoren« oft nicht spezifisch für eine bestimmte Erkrankung. So können zum Beispiel traumatische Erfahrungen in der Kindheit zur Entwicklung von Depressionen, Angststörungen oder auch Essstörungen beitragen. Solche Traumata führen also insgesamt zu einer größeren Wahrscheinlichkeit, später an irgendeiner psychischen Erkrankung zu leiden, sie sind jedoch wenig spezifisch für die Entwicklung einer Essstörung. Andere Risikofaktoren, wie beispielsweise häufige negative Kommentare zu Körper und Gewicht, sind vermutlich wiederum spezifischer mit der Entwicklung einer Essstörung verbunden, wobei jeweils zwischen Auslösesituationen und Ursachen unterschieden werden muss.

Eine weitere Schwierigkeit bei der Suche nach Ursachen ist, dass sich meistens nur Zusammenhänge zwischen einem als bedeutsam identifizierten Risikofaktor und Vorstufen einer Essstörung zeigen lassen. So kann ein Risikofaktor zum Beispiel mit einer zunehmenden Unzufriedenheit mit dem eigenen Körper in Zusammenhang stehen. Dies muss aber noch nicht bedeuten, dass sich das Vollbild einer Bulimie oder Magersucht auch wirklich entwickelt. Andersherum gibt es Menschen, die alle identifizierten Risikofaktoren aufweisen und dennoch keine Essstörung bekommen. Hier stellt sich dann die Frage: Was schützt diese? Welches sind sogenannte »protektive« (schützende) Faktoren? Es ist vermutlich deutlich geworden, wie schwer die Frage nach Ursachen zu beantworten ist.

In diesem Buch geht es um zentrale Fragen und Vorurteile zum Thema Essstörungen. Ziel ist es, einen einerseits wissenschaftlich fundierten und andererseits gut verständlichen Überblick zu diesem Thema zu geben.

Was sind Essstörungen?

»Essstörungen sind ein Spleen junger Frauen«

Verschiedene Formen der Erkrankung

In unserer Gesellschaft gilt Schlanksein als erstrebenswert. Es gibt kaum ein Mädchen oder eine junge Frau, die noch nie eine Diät ausprobiert hat oder sich nicht irgendwann einmal zu dick gefühlt hat. Gerade in der Pubertät und Adoleszenz, wenn der Körper sich verändert, kann es zu einer Unzufriedenheit mit dem eigenen Aussehen kommen und der Wunsch entstehen, abzunehmen.

Schlanksein

Die Grenze zwischen einer ganz normalen Auseinandersetzung mit dem eigenen Körper, Selbstzweifeln und den typischen Krisen beim Erwachsenwerden und einer Essstörung im engeren Sinne ist oft nicht leicht zu ziehen. Eine Essstörung aber als einen vorübergehenden Spleen eines pubertierenden Mädchens anzusehen, ist gefährlich. Eine solche Haltung kann dazu beitragen, eine schwerwiegende, nicht selten chronisch verlaufende Erkrankung zu verharmlosen. Inzwischen ist wissenschaftlich belegt, dass

Wo fängt eine Essstörung an?

die Heilungschancen einer Essstörung umso größer sind, je eher sie erkannt und behandelt wird.

Unter den Begriff Essstörungen fallen vor allem zwei Krankheitsbilder: die Anorexia nervosa (Magersucht) und die Bulimia nervosa (Ess-Brech-Sucht). Bei beiden Erkrankungen ist das Essverhalten verändert. Es wird entweder zu viel oder zu wenig gegessen. Typisch sind eine intensive Beschäftigung mit dem eigenen Körper und eine große Angst davor, an Gewicht zuzunehmen oder zu dick zu sein.

Ein ernst zu nehmendes Signal

Eine Essstörung ist eine sehr ernst zu nehmende Krankheit, vor allem dann, wenn sich das Vollbild der Störung erst einmal entwickelt hat. Die Betroffenen sind oft deutlich beeinträchtigt. Dies betrifft ihren Lebensmut, ihre Leistungsfähigkeit, ihre Einbindung in die Gesellschaft und die Beziehungen zu anderen Menschen. Es besteht außerdem die Gefahr, dass die Erkrankten in einen Teufelskreis geraten, in dem die Krankheit durch verschiedene Faktoren aufrechterhalten und chronisch wird. Darum soll es in einem späteren Kapitel noch genauer gehen. Es ist in jedem Fall sehr wichtig, dass eine Essstörung als ein Signal erkannt wird, das auf gravierende seelische Probleme hinweist.

Arten von Essstörungen

Das größte Problem unserer Gesellschaft ist mit großem Abstand das Problem des Übergewichts. Über 50 % der Menschen in unserem Land sind übergewichtig und ca. 30 % leiden unter Adipositas, d. h. starkem Übergewicht.

Im Vergleich dazu nehmen sich die Zahlen der an Magersucht und Bulimie Erkrankten sehr gering aus: Magersucht und Bulimie in ihrer vollen Ausprägung kommen nur bei 0,3 % bzw. bei ca. 1 % aller Frauen zwischen 15 und 35 Jahren vor.

Übergewicht lässt sich jedoch weniger als psychische Erkrankung oder Essstörung definieren, sondern ist vielmehr ein Phänomen unserer Gesellschaft, in der immer mehr Nahrung zur Verfügung steht und die Menschen sich immer weniger bewegen.

Über-, Normal- und Untergewicht werden in der Regel über den sogenannten Body-Mass-Index (BMI) berechnet. Allerdings werden dabei das Alter und die Konstitution eines Menschen nicht berücksichtigt. So gelten die dort angegebenen Werte z.B. nicht für Kinder und Jugendliche. Und es kann Menschen geben, welche durch ihren Körperbau in den Bereich des Untergewichts fallen, ohne magersüchtig zu sein. Exakter wäre es,

Body-Mass-Index (BMI)

Body-Mass-Index (BMI) = $\dfrac{\text{Körpergewicht in kg}}{(\text{Körpergröße in m})^2}$	
starkes Untergewicht	< 17,5
Untergewicht	17,5–20
Normalgewicht	20–25
Übergewicht	25–30
Adipositas	30–40
Adipositas per magna	> 40

sich an so genannten BMI-Alterspercentilen zu orientieren, d.h. an Durchschnittswerten für Menschen eines jeweiligen Alters in einem bestimmten Land.

Zu den Essstörungen im engeren Sinne zählen eigentlich nur zwei Erkrankungen: nämlich die Anorexia nervosa (Magersucht) und die Bulimia nervosa (Ess-Brech-Sucht). Daneben gibt es aber Menschen, bei welchen nicht alle Kriterien für eine Bulimie oder eine Anorexie erfüllt werden. Dann spricht man von einer »atypischen« oder »nicht näher bezeichneten« Essstörung. Im englischen Sprachraum wird meist die Abkürzung EDNOS (»eating disorder not otherwise specified«) gebraucht. Diese atypischen Essstörungen sind relativ häufig und können zu ähnlich schweren Beeinträchtigungen führen wie die Anorexie oder Bulimie. Ansonsten können Essstörungen auch im Rahmen anderer psychischer Erkrankungen auftreten – zum Beispiel bei der Depression, bei der Appetitlosigkeit ein Begleitsymptom sein kann.

Anorexia nervosa oder Magersucht

Die Anorexia Nervosa ist charakterisiert durch ein ausgeprägtes Untergewicht (BMI ‹ 17,5 kg/m²), das selbstherbeigeführt ist. Trotz des Untergewichts besteht die Angst, zu dick zu sein. Hinzu kommt eine Körperbildstörung, die sich darin zeigt, dass Magersüchtige ihren Körper trotz des Untergewichts noch immer als »zu fett« erleben und sich in ihm extrem unwohl fühlen. Magersüchtige sind durchaus in der Lage, den Körper anderer Menschen richtig einzuschätzen. Sie finden Normalgewichtige meist auch attraktiver als

WAS SIND ESSSTÖRUNGEN?

dünne und abgemagerte Menschen, können diese Beurteilung aber nicht auf sich selbst übertragen.

Das starke Untergewicht führt zu hormonellen Veränderungen. Diese hormonellen Veränderungen finden ihren Ausdruck in verschiedenen Symptomen: Bei Frauen bleibt beispielsweise die Periodenblutung aus, auch die Schilddrüsenwerte können sich verändern. Bei Kindern kann es durch die Hungersituation zusätzlich zu einer Wachstumsverzögerung kommen. Die Erklärung für solche körperlichen Reaktionen ist einfach: Der Körper reguliert alle Körperfunktionen herunter, ähnlich wie in extremen Hungersituationen.

> **Es gibt zwei Formen der Magersucht. Bei der restriktiven Anorexia nervosa wird das niedrige Gewicht allein durch Hungern und manchmal zusätzlich durch Sporttreiben erreicht. Bei der aktiven oder bulimischen Form kommt es zusätzlich zu selbstinduziertem Erbrechen, dem Gebrauch von Abführmitteln, Entwässerungstabletten oder anderen Medikamenten. Außerdem können Essanfälle auftreten.**

Früher wurde bei diesem Krankeitsbild dann sowohl eine Anorexia nervosa als auch eine Bulimia nervosa diagnostiziert. Heute dient das Körpergewicht als wichtigstes Kriterium: Hat also jemand sowohl die Symptome einer Anorexie als auch die einer Bulimie und ist aufgrund der Anorexie deutlich untergewichtig, so leidet er an einer »aktiven oder bulimischen« Form der Anorexia nervosa.

Diese Handhabung mag verwirren, sie ist aber dadurch zu erklären, dass der Übergang zwischen den beiden Krankheitsbildern häufig fließend ist und es wichtig erschien, eine möglichst klare und einheitliche Einteilung vorzunehmen.

Kriterien für die Diagnose einer Anorexia nervosa (Internationale Klassifikation psychischer Störungen, ICD 10)	
I.	starkes Untergewicht (BMI ‹ 17,5 oder ein Gewicht, welches mindestens 15 % unter dem zu erwartenden Gewicht liegt)
II.	das Untergewicht ist selbst herbeigeführt
III.	Körperbildstörung
IV.	hormonelle Störung (u.a. Ausbleiben der Periodenblutung)
V.	bei Beginn vor der Pubertät kann die Abfolge der pubertären Entwicklungsschritte verzögert sein
Unterformen	a. restriktive Anorexie
	b. aktive oder bulimische Anorexie

Bulimia nervosa Die Bulimie ist gekennzeichnet durch Essanfälle, in denen die Betroffenen die Kontrolle über ihr Essverhalten verlieren. In der Regel essen sie sehr große Mengen von Nahrung innerhalb einer kurzen Zeitspanne. Sie essen auch, wenn sie nicht mehr hungrig sind, und tun dies, weil es mit starkem Schamgefühl verbunden ist, in der Regel heimlich. Menschen mit Bulimia nervosa haben ähnlich wie Magersüchtige große Angst davor, zu dick zu sein oder zu werden. Daher kontrollieren sie ihr Gewicht nach den Essanfällen über selbstinduziertes Erbrechen, Hungerphasen, exzessives Sporttreiben oder den Gebrauch von Medikamenten (z.B. Abführmittel oder Appetitzügler). Vor allem Hungerphasen führen in der Regel zu erneutem Heißhunger und Essattacken. Die Nahrungsmengen, die bei einem Essanfall verschlungen werden, können sehr unterschiedlich sein. Meist wird das gegessen, was sonst als verboten oder ungesund gilt: fetthaltige und süße Speisen wie Pizza, Kuchen, Eis und Pommes frites. Ungefähr ein Drittel der Menschen, die an Bulimie leiden, haben zuvor eine anorektische Phase durchgemacht.

Bei einem Essanfall nehmen Betroffene manchmal über 5000 Kalorien zu sich. Solche Essattacken können durchaus mehrmals täglich auftreten, so dass manche Menschen mit Bulimie sich verschulden oder sogar stehlen, um sich Nahrungsmittel zu beschaffen – wenn Letzteres auch selten vorkommt. Natürlich führt dies zu starken Schuldgefühlen und Selbstvorwürfen.

> **Maßnahmen, die einer Gewichtszunahme entgegensteuern sollen, werden häufig mit dem englischen Begriff »purging« bezeichnet. »Purging« bedeutet »Reinigung«. »Purging«-Verhalten wird mit dem Wunsch eingesetzt, sich von der aufgenommenen Nahrung wieder »zu befreien«. Konkret gemeint sind damit selbstinduziertes Erbrechen, Missbrauch von Abführmitteln oder sonstigen Medikamenten.**

Kriterien für die Diagnose einer Bulimia nervosa (Internationale Klassifikation psychischer Störungen, ICD 10)	
I.	andauernde Beschäftigung mit dem Essen, unwiderstehliche Gier nach Essen, Essanfälle mit Kontrollverlust
II.	Ergreifen von Maßnahmen, welche einer Gewichtszunahme entgegensteuern (selbstinduziertes Erbrechen, Hungerperioden, Missbrauch von Abführmitteln u.a.)
III.	krankhafte Furcht davor, dick zu werden

Beim Lesen fällt bislang vielleicht auf, dass sich die diagnostischen Kriterien der beiden Essstörungen sehr an Verhaltensmerkmalen und am Gewicht orientieren. Wichtige andere Faktoren und Aspekte, die eine Essstörung ausmachen, werden nicht erwähnt. Diese erzeugen dennoch einen großen Leidensdruck und werden von essgestörten Menschen immer wieder beschrieben, wenn es um die Entwicklung und Ausprägung der Krankheit geht. Dazu gehören zum Beispiel eine Neigung zum Perfektionismus, ein geringes Selbstwertgefühl, eine große Abhängigkeit von der Bewertung durch andere oder Schwierigkeiten, mit »negativen« Gefühlen wie Wut, Langeweile, Einsamkeit und Traurigkeit umzugehen. Von diesen wichtigen Aspekten wird in Kapitel 3 noch ausführlicher zu sprechen sein.

Dünn sein = attraktiv und glücklich sein

Die Krankheitsbilder der Anorexie und der Bulimie sind sich darin ähnlich, dass die Betroffenen mit dem eigenen Körper sehr unzufrieden sind.

Eines der Hauptmerkmale der Anorexie und Bulimie ist ein ausgeprägtes Unglücklichsein mit sich selber, welches auf den Körper verlagert wird.

Die Betroffenen fühlen sich nicht mehr wohl in ihrer Haut und sind der Überzeugung, dass sie sich besser fühlen würden, wenn sie dünner wären. Dünnsein wird dabei meist gleichgesetzt mit Attraktivsein, Glücklichsein und Erfolgreichsein. Dies trifft für sehr viele Menschen mit Essstörungen zu, allerdings nicht für alle. Von manchen wird betont, dass eine Magersucht ihnen vor allem Halt, Orientierung, Sicherheit oder ein Identitätsgefühl gibt; oder dass ihnen eine Bulimie hilft, mit schwierigen Gefühlen und Stimmungen besser zurechtzukommen.

Einige Wissenschaftler sehen die restriktive Magersucht und die Bulimie mit schweren Essanfällen als zwei Extreme eines Kontinuums an, bei dem es viele Zwischenformen gibt.

»Transdiagnostisches Modell«

Die restriktive Anorexie ist sozusagen das eine Ende, an welchem eine sehr strenge Kontrolle gelingt, und die Bulimie stellt das andere Ende dar, an welchem es ständig zum Verlust dieser Kontrolle kommt.

Für diese Sichtweise gibt es gute Gründe. In ungefähr 30 % der Fälle geht eine restriktive Magersucht später in eine Bulimie über, und manche Menschen leiden unter sich abwechselnden Phasen von Bulimie und Magersucht. Manche Forscher, wie Christopher Fairburn aus Oxford, gehen sogar so weit, dass sie die Einteilung in Anorexie und Bulimie aufgeben wollen, da sie sie für irreführend halten. Als Alternative wird ein sogenanntes »transdiagnostisches Modell« vorschlagen, in welchem die scharfe Trennung zwischen Anorexie und Bulimie aufgehoben ist und von einem fließenden Übergang ausgegangen wird.

Häufig: atypische Essstörungen

Ein Grund dafür, die bisherige diagnostische Einteilung aufzugeben, ist auch, dass die häufigsten Essstörungen nicht die Anorexia nervosa und Bulimia nervosa sind, sondern die Gruppe sogenannter atypischer (oder »untypischer«) Essstörungen. In diese Gruppe fallen Menschen, die nicht alle Kriterien des einen oder anderen Störungsbildes erfüllen, sondern »irgendwo dazwischen« liegen. In der Regel ist ihre Problematik und ihr Leiden nicht weniger schwer als das derjenigen, die unter den beiden »klassischen« Essstörungen leiden. Ein Problem ist, dass sich die Forschung und die Entwicklung von Behandlungskonzepten bislang fast ausschließlich auf die reinen Formen Anorexie und Bulimie konzentriert hat. Auch Übergänge von einer Essstörung in eine andere wurden bislang noch zu wenig untersucht. So fallen beispielsweise viele Menschen, die zunächst unter einer Anorexie oder Bulimie litten, im weiteren Krankheitsverlauf eine Zeit lang in die Kategorie der »atypischen Essstörungen«, da sie nur noch einen Teil der diagnostischen Kriterien erfüllen.

Binge-Eating-Störung

Es gibt noch ein drittes Krankheitsbild, bei dem darüber diskutiert wird, ob es in den Katalog der

Essstörungen (als psychische Erkrankung) aufgenommen werden soll: die Binge-Eating-Störung. Dies ist ein englischer Begriff, für den es noch keine deutsche Bezeichnung gibt. »Binge« bedeutet so viel wie Orgie, Gelage.

> Bei der Binge-Eating-Störung leiden die Betroffenen wie bei der Bulimia nervosa unter Essanfällen, während derer sie die Kontrolle über ihr Essverhalten verlieren. Anders als bei der Bulimie ergreifen sie dann aber keine Maßnahmen, die einer Gewichtszunahme entgegenwirken.

Die Betroffenen erbrechen nicht, hungern nicht zwischendurch, bewegen sich nicht mehr als andere und betreiben keinen Abführmittelmissbrauch. Daher führen die Essanfälle in der Regel zu deutlichem Übergewicht. Untersuchungen haben gezeigt, dass Menschen mit Binge-Eating-Störung häufiger als andere übergewichtige Menschen unter psychischen Problemen leiden – vor allem unter Depressionen, Angststörungen und Persönlichkeitsstörungen. Daher ist bei ihnen eine psychotherapeutische Behandlung meist sinnvoll und notwendig.

Es ist gut, wenn der Beginn einer Essstörung rasch erkannt wird – denn je eher das »Ruder wieder herumgerissen« werden kann, desto eher kann die Entwicklung hin zu einer schweren Erkrankung verhindert werden. Hinweise auf eine Essstörung können eine auffallend intensive Beschäftigung mit Figur und Gewicht sein, eine

Erste Anzeichen für ein ernsteres Problem

deutliche Gewichtsabnahme, sozialer Rückzug, das Ausbleiben der Periodenblutung oder aber das Vermeiden gemeinsamer Mahlzeiten in der Familie. All dies kann, muss aber nicht auf eine Essstörung hindeuten. Eltern, Lehrer, Freunde und Hausärzte sehen sich nicht selten auf einer schwierigen Gratwanderung zwischen Überreagieren und Pathologisieren auf der einen Seite und der Gefahr des zu späten Reagierens auf der anderen.

Mögliche erste Anzeichen einer Essstörung
- deutliche Gewichtsabnahme
- ständiges Wiegen
- Ausbleiben der Menstruation
- sozialer Rückzug
- Vermeiden gemeinsamer Mahlzeiten
- wiederholte Diätversuche
- übermäßige Beschäftigung mit Gewicht und Ernährung

Ansprechen! Menschen mit einer Essstörung vermitteln ihrem sozialen Umfeld, dass sie nicht auf dieses Thema angesprochen werden wollen. Auch auf vorsichtige Versuche reagieren sie nicht selten abweisend und ärgerlich. Das hängt damit zusammen, dass sie entweder nicht wollen, »dass ihnen jemand hineinredet«, oder aber – dies trifft vor allem bei der Magersucht zu – selber gar kein Problem wahrnehmen. Hungern und ein niedriges Körpergewicht sind für Magersüchtige keine Bedrohung, sondern ihr Ziel. Die Essstörung gibt ihnen Sicherheit und Halt. Manche bezeichnen sie sogar als ihre beste Freundin.

Bulimische Männer und Frauen möchten aus einem anderen Grund nicht gerne angesprochen werden: Sie schämen sich und es fällt ihnen schwer, sich und anderen gegenüber ihr »furchtbares Verhalten« einzugestehen. Vielen gelingt es über viele Jahre, ihre Erkrankung selbst vor engsten Freunden und vor ihren Partnern zu verheimlichen. Einige berichten, dass sie sich jeden Tag erneut gesagt haben: Morgen höre ich mit den Essanfällen auf – ein Vorhaben, welches in der Regel immer wieder scheitert.

> **Auch wenn spürbar ist, dass essgestörte Menschen nicht gerne auf ihre Schwierigkeiten angesprochen werden: Es ist wichtig, zu reagieren! Auch wenn es durchaus wahrscheinlich ist, dass man erst einmal eine Abfuhr erhält, stößt man doch ein Nachdenken über die Erkrankung an.**

Viel schlimmer ist es, wegzuschauen und gemeinsam mit den Betroffenen so zu tun, als gäbe es kein Problem. Je eher es zu einer professionellen Behandlung kommt, desto größer ist die Chance auf Heilung.

Ambivalenz

Die Schwierigkeit, mit einem Betroffenen über seine Erkrankung zu sprechen, macht aber auch etwas ganz anderes, eine grundlegende Eigenschaft dieses Krankheitsbildes, deutlich: Essgestörte haben Vorteile von ihrer Essstörung, die sie nicht so leicht aufgeben können oder wollen. Diese Vorteile sind nicht unbedingt bewusst, sondern können auch als mächtige, unbewusste Faktoren wirksam sein und so einem Heilungsprozess entgegensteuern.

Essanfälle können zum Beispiel die Funktion haben, von unangenehmen Gefühlen abzulenken. Für Menschen, die sonst sehr streng mit sich sind und sich kaum etwas gönnen, bedeutet eine Essstörung möglicherweise den Gewinn einiger weniger Momente, in denen sie diese Strenge über Bord werfen und sich »gehen lassen« können.

Magersüchtige beschreiben oft, dass die Magersucht etwas ist, was ihnen ganz alleine gehört und ihnen niemand nehmen kann. Die untenstehende Tabelle zeigt weitere Vor- und Nachteile, beschrieben aus Sicht der Betroffenen.

Magersucht (Sicht einer Patientin)	
Vorteile	**Nachteile**
• Ich habe wieder Kontrolle über mein Leben.	• Mir ist dauernd schwindelig.
• Ich kann mich von anderen abgrenzen.	• Ich denke ständig übers Essen nach.
• Ich leiste etwas, wenn ich abnehme.	• Das Essen übernimmt die Kontrolle.
• Die Anorexie macht mich stolz.	• Ich bin zu ernst, zu nervös.
• Die Anorexie gehört nur mir.	• Ich verliere meine Freunde.
• Ich bekomme Aufmerksamkeit.	• Ich werde immer schwächer.
• Ich fühle mich besser, wenn ich leicht bin.	• Ich bin zu Dingen gezwungen, die mir keinen Spaß machen (joggen, lügen, nicht mit anderen weggehen).
• Dinge berühren mich nicht mehr so.	• Ich esse Dinge, die ich gar nicht mag.

Manche positiven Seiten einer Essstörung zeigen sich erst im Verlauf der Erkrankung und können dann dazu beitragen, dass die Erkrankung aufrechterhalten bzw. sogar verstärkt wird: so zum Beispiel die vermehrte Aufmerksamkeit und Rücksichtnahme durch andere. Als krankes und untergewichtiges Mädchen wird man beispielsweise von vielen Aufgaben befreit. Dies kann dabei helfen, ängstigende Dinge zu umgehen oder sich vor zu viel Verantwortung zu schützen.

Einige Magersüchtige berichten auch, dass sie zunächst wegen ihrer Disziplin bewundert wurden, was sie darin bestärkt hat, weiterzumachen.

Ein weiterer möglicher Grund spricht für die Essstörung: In den Familien konzentriert sich alles auf die kranke Tochter, so dass beispielsweise Konflikte zwischen den Eltern völlig in den Hintergrund treten.

»Magersüchtige haben nie Hunger«

Über das Hungern und wie Essrituale entstehen

Lange Phasen des Hungerns können dazu führen, dass man das Gefühl für Hunger und Sättigung verliert oder es sich schon nach der Einnahme kleiner Mahlzeiten so anfühlt, als sei der Magen voll und gebläht. Viele Magersüchtige beschreiben andererseits sehr wohl, dass sie sich hungrig fühlen. Sie sind stolz darauf, diesen Hunger zu bekämpfen, indem sie z.B. große Mengen Flüssigkeit trinken oder sehr viel niedrig-kalorische Rohkost zu sich nehmen. Sie essen nur deshalb nicht oder kaum etwas, weil sie fürchten, an Gewicht zuzunehmen, und sich in ihrem Körper zu dick und unwohl zu fühlen. Auch beschreiben sie oft so etwas wie eine »innere Stimme«, die ihnen befiehlt, nicht zu essen oder nur ganz bestimmte Nahrungsmittel auszuwählen. Eine solche Stimme hat jedoch nichts mit einer Erkrankung wie der Schizophrenie zu tun, bei der Stimmenhören ein häufiges Symptom ist. Die von Magersüchtigen beschriebene Stimme ist Ausdruck eines strengen, strafenden Gewissens, das sich auf das Thema Essen verschoben hat. Für Außenstehende mag dies verrückt klingen, doch viele Magersüchtige fühlen sich als »schlechte Menschen« und Versager, wenn sie dem Bedürfnis zu essen nachgegeben haben.

Essrituale Essgestörte – vor allem Magersüchtige, aber auch Menschen mit Bulimie – entwickeln häufig Rituale rund ums Essen. Magersüchtige essen oft extrem langsam, schneiden ihre Nahrung sehr klein, würzen das Essen stark oder nehmen nur eine sehr eingeschränkte und reglementierte Auswahl an Nahrung zu sich (zum Beispiel nur »Light«-Produkte).

Bulimische Menschen hingegen essen in der Regel während eines Essanfalls viel schneller als sonst. Manche überlegen sich, was sie zu sich nehmen, auch vor dem Hintergrund, dass sie die Nahrung später wieder loswerden möchten. Andere trinken parallel dazu Alkohol, da sie die Erfahrung gemacht haben, danach leichter erbrechen zu können. Nicht selten werden Frühstück oder Mittagessen ausgelassen, so dass es dann abends zu Heißhunger und Essanfällen kommt.

Der Umgang mit dem Essen und Essrituale können zu heftigen Konflikten in der Familie, der Partnerschaft oder der Wohngemeinschaft führen. Im Gegensatz zum Verhalten von Bulimikern ist das Essverhalten Magersüchtiger dabei in den Familien ganz offensichtlich. Sie vermeiden gemeinsame Mahlzeiten oder essen nur sehr wenig – und dies dann in der Regel langsam. Die Nahrung wird genau ausgewählt, manchmal auch abgewogen. Manchmal steuert eine magersüchtige Tochter[1] das Essen in der Familie so weit, dass sie für die anderen Familienmitglieder gehaltvolle Mahlzeiten kocht, von denen sie aber

Essen in der Familie

---

1 Hier sind Söhne, welche unter Magersucht leiden, jeweils mitgemeint.

selbst nichts oder nur minimale Mengen zu sich nimmt. Dies hilft ihr dabei, ein Gefühl von Kontrolle zu behalten und sich von den anderen Familienmitgliedern abzugrenzen. Da die Tochter ja scheinbar etwas Gutes für die Familie tut und alle ihr helfen wollen, fällt es Eltern in der Regel schwer, sich dagegen zu wehren und eigene Vorstellungen vom Essen beizubehalten oder durchzusetzen. Auch gibt es häufig Streit um das, was eingekauft werden soll: große Mengen Magerjoghurt oder aber doch der Sahnequark, den sich der Rest der Familie wünscht? Die Auseinandersetzungen um das Thema Essen können sehr zermürbend und belastend sein und das Geschehen in Familien weitgehend bestimmen.

Heimlichkeit Menschen mit Bulimia nervosa dagegen praktizieren ihre Essanfälle meist heimlich – d.h., wenn sie alleine sind. Viele lassen sich bei einem Essanfall kaum unterbrechen. Sie gehen nicht an die Tür und auch nicht ans Telefon, bis der Essanfall vorüber ist.

Inwieweit Bulimiker ihr Essverhalten steuern können, wenn sie mit anderen gemeinsam essen, ist sehr unterschiedlich. Manchen gelingt dies gut – zumindest zeitweise. Wenn sie beispielsweise mit Freunden im Urlaub sind, kann es sein, dass es über mehrere Wochen zu keinem Essanfall kommt. Andere haben trotz der sozialen Kontrolle, die das Zuschauen anderer bedeutet, große Schwierigkeiten. Sie finden keine Grenze und essen mehr, als sie wollen. Danach müssen sie wieder zu gegenregulierenden Maßnahmen greifen, weil sie Angst haben, zuzunehmen. Diese Menschen vermeiden das gemeinsame Essen mit anderen deswegen oft. Zu Konflikten mit der Familie oder Mitbewohnern kommt es dann, wenn immer wieder Essen aus dem Kühlschrank verschwindet und nachgekauft werden muss. Ein anderer Streitpunkt kann eine verschmutzte Toilette sein. Besonders für Eltern und Partner ist es meist sehr belastend, wenn sie von der Bulimie wissen, aber nicht verhindern können, dass sich die Betroffene überisst und später versucht, das Gegessene wieder loszuwerden.

Ende der 40er Jahre des letzten Jahrhunderts wurde von Herrn Keys und Mitarbeitern in den USA eine Studie durchgeführt, die heute aus ethischen Gründen sicherlich nicht mehr zugelassen würde. In dieser Untersuchung wurden Probanden über mehrere Wochen einer Hungersituation ausgesetzt und man beobachtete ihr Verhalten, ihre Gefühle und ihren körperlichen Zustand. Interessant war, dass diese Versuchspersonen viele Auffälligkeiten entwickelten, die auch für die Magersucht typisch sind: Sie beschäftigten sich viel mit Kochbüchern, entwickelten Essrituale, wurden körperlich unruhig, gereizt und dann apathisch und zogen sich schließlich zurück.

Folgen des Hungerns

Auf der körperlichen Seite kam es zu einer Art Gegenregulation, als die Versuchspersonen wieder normal essen durften: Viele nahmen über ihr ursprüngliches Gewicht hinaus zu und zeigten noch über viele Jahre ein verändertes Essverhalten. Man kann das so interpretieren, dass im Körper ein fein abgestimmtes Gleichgewicht besteht, an dessen Aufrechterhaltung eine große Anzahl verschiedener Hormone und Substanzen beteiligt sind. Wenn dieses Gleichgewicht über ein gewisses Maß hinaus aus den Fugen gerät, setzen Gegenregulationsprozesse ein, die über das Ziel hinausschießen können und sich erst nach einiger Zeit wieder auf einem normalen Niveau einpendeln. Dieses Experiment zeigt auf jeden Fall, dass der Körper deutlich auf extremes Hungern reagiert.

Es zeigt aber auch, dass einige Symptome, typische Wahrnehmungs-, Verhaltensmuster und körperliche Reaktionen durch die Hungersituation ausgelöst sind. Dies trifft sowohl auf Magersüchtige zu als auch auf Bulimiker, die zwischen den Essanfällen kaum etwas essen oder fast alles wieder erbrechen. Daher sind ein normaleres Essverhalten und eine ausreichende Nahrungsmenge Grundvoraussetzungen für die Heilung einer Essstörung.

»Bulimiker sind Magersüchtige ohne Disziplin«

Diätversuche und Leistungsdenken

Viele Bulimiker wünschen sich ebenso viel Kontrolle über ihr Essverhalten und ihr Gewicht wie Magersüchtige. Sehr häufig gelingt ihnen diese Kontrolle auch über weite Strecken. Doch irgendwann wird der Heißhunger so groß, dass sie zu essen beginnen und die Kontrolle dann nicht mehr aufrechterhalten werden kann. Doch zum Essen zu greifen ist eine physiologisch sinnvolle Reaktion: Wer hungert, muss seinem Körper bald wieder möglichst viel Nahrung zuführen, um zu überleben.

Viele, aber nicht alle bulimischen Erkrankungen beginnen mit Diäten, die dann zu Heißhunger führen und in der Folge zu Versuchen, eine befürchtete Gewichtszunahme zu verhindern: Es wird erneut gehungert, ein weiterer Essanfall folgt und die Betroffenen ergreifen Maßnahmen wie selbstinduziertes Erbrechen oder Abführmittel. Ca. 30 % der Menschen mit Bulimie haben zuvor eine Magersucht durchgemacht, die im Laufe der Zeit in eine Bulimie übergegangen ist.

Der Teufelskreis der Bulimie

Häufig sind Menschen, die eine Bulimia nervosa entwickeln, perfektionistisch und leistungsorientiert. Sie wollen es »besonders gut« machen. Im Beruf sind sie meist diszipliniert und erfolgreich – und niemand weiß von der verborgenen, bulimischen Seite. Hinzu kommt, dass Menschen,

Perfektionismus

die unter einer Bulimie leiden, die Tendenz zeigen, sich sehr um andere zu kümmern und sich für sie verantwortlich zu fühlen. Schuldgefühle, die sie wegen ihrer Essstörung quälen, verstärken diese Charakterseite noch – ganz nach dem Motto: »Wenn ich schon so gewissenlos Essen vergeude, darf ich nicht auch noch Forderungen stellen und muss das wiedergutmachen.« Es ist daher problematisch, bei der Bulimie von Disziplinlosigkeit zu sprechen.

Viele Bulimiker sind privat und beruflich sehr engagiert. Ein typisches Beispiel wäre eine erfolgreiche Geschäftsfrau, die sich neben ihrem Beruf noch weitgehend alleine um den Haushalt und zwei kleinere Kinder kümmert. Sie hat das Gefühl, immer funktionieren zu müssen, aber in keinem Bereich ihren eigenen Ansprüchen zu genügen. Wünsche nach Unterstützung, Erholung und dem Verfolgen eigener Bedürfnisse gesteht sie sich nicht zu – genauso wenig wie ein Gefühl von Wut über diese Situation. Die heimlich praktizierten Essanfälle ermöglichen ihr, alle anderen Gedanken auszuschalten, sich selbst »etwas zu nehmen« und sich einfach mal gehen zu lassen sowie ihre Frustration zumindest für kurze Momente loszuwerden. Die bulimische Symptomatik hat sie aber natürlich nicht selbst gewählt – sie verurteilt sich sogar sehr dafür. Die Symptome sind Ausdruck eines unbewussten Kompromisses und Lösungsversuchs.

»Bulimiker sind verantwortungslos: Sie erbrechen Nahrung, während andere in der Welt hungern«

Über Scham und Schuldgefühle

Wie eben schon angedeutet, haben Menschen mit einer Bulimie fast immer starke Schuldgefühle und verurteilen sich für ihr Verhalten. Dies kann zu Depressionen und manchmal sogar zu Selbstverletzungen, z.B. durch Ritzen mit einer Rasierklinge, führen. Betroffene bestrafen sich so für ihr Verhalten.

> Aus Schamgefühl wird die Bulimie oft über viele Jahre verheimlicht. Die Betroffenen haben das Gefühl, den Menschen, die ihnen wichtig sind, nicht mehr unter die Augen treten zu können, wenn sie von ihren Problemen berichten. Und sie nehmen sich immer wieder vor, mit den Essanfällen aufzuhören.

Manchmal werfen sie sich sogar vor, dass anderswo Menschen hungern, während sie wahllos Essen in sich hineinstopfen, ohne dies steuern zu können. Da sie oft ehrgeizig und leistungsorientiert sind, haben Bulimiker auch an sich selbst hohe moralische Ansprüche – manchmal mehr, als für sie selber gut ist. In den Essanfällen werden diese strengen Normen und Ansprüche außer Kraft gesetzt, wie in einem Rausch. Dabei erleben manche Menschen das Essen während eines Essanfalls am Anfang wirklich als etwas

Moralische Ansprüche

Schönes und Lustvolles – endlich dürfen sie sich einmal gehen lassen, ohne nachzudenken, und alles essen, was sie möchten. Bis sie sich dann unangenehm voll fühlen und Ängste und Schuldgefühle einsetzen. Andere hingegen empfinden das Essen während eines Essanfalls als durchweg unangenehm, als einen unkontrollierbaren Zwang, der gar nichts Positives an sich hat – bis vielleicht auf die Tatsache, dass während des Anfalls alle anderen Gedanken und Gefühle ausgeblendet werden.

Das selbstinduzierte Erbrechen hat dann vor allem die Funktion, das Essen ungeschehen zu machen. Es ist wie ein Akt der Reinigung, des Wieder-leer- und -leichtwerdens. Betroffene, die während eines Essanfalls wenig hochwertige Nahrung zu sich nehmen (Pizza, Chips, Eis), haben oft geringere Schuldgefühle als diejenigen, die ihren Essanfall mit »guter« Nahrung bestreiten, die sie aus Angst vor einer Gewichtszunahme dennoch glauben, wieder loswerden zu müssen.

»Menschen mit Essstörungen haben eine schwere Persönlichkeitsstörung«

Typische Temperaments- und Charakterzüge

Früher ist man davon ausgegangen, dass Menschen, die ein so auffälliges Essverhalten zeigen, wie es bei der Magensucht oder der Bulimie der Fall ist, eine schwere psychische Störung bzw. eine Persönlichkeitsstörung haben müssten. Persönlichkeitsstörungen sind grundlegende, in die Kindheit zurückreichende psychische Beeinträchtigungen, welche durch ein Zusammenspiel von erblich-konstitutionellen – man spricht hier von einer genetischen Disposition – und entwicklungsbedingten Faktoren entstehen. Zu Letzteren gehören frühe Lernerfahrungen und Umgebungseinflüsse, Traumatisierungen sowie Bindungserfahrungen. Das Ergebnis sind Persönlichkeitseigenschaften, die vom Durchschnitt abweichen und unter anderem zu Schwierigkeiten in Beziehungen mit anderen Menschen führen. Dies kann zum Beispiel eine sehr starke Abhängigkeit von anderen sein, ein überstarkes Bedürfnis nach Kontrolle oder aber ein ausgeprägtes Angewiesensein auf die Bewunderung durch andere. Allerdings wird der Begriff »Persönlichkeitsstörung« auch heftig kritisiert. Er vermittelt den Eindruck, als beschreibe er Menschen mit einer krankhaften Charakterstörung und leistet so einer Stigmatisierung Vorschub.

Was versteht man unter Persönlichkeitsstörung?

Die bekannteste Persönlichkeitsstörung ist die Borderline-Persönlichkeitsstörung. Sie ist durch impulsives Verhalten, autodestruktive Handlungen, Stimmungslabilität und ein unsicheres Identitätsgefühl gekennzeichnet.

Borderline und Bulimie Früher wurde angenommen, dass viele Menschen mit Bulimie eine Borderline-Persönlichkeitsstörung hätten. Entgegen dieser Annahme liegt die Häufigkeit von Borderline-Persönlichkeitsstörungen bei der Bulimie aber nicht sehr hoch, sondern bei höchstens 10 %. Bei der Anorexia nervosa ist der Anteil noch geringer. Man kann jedoch umgekehrt sagen, dass Menschen, die unter einer Borderline-Persönlichkeitsstörung leiden, häufig auch unter weiteren psychischen Symptomen oder Störungen wie Depressionen, Angststörungen und eben auch Essstörungen leiden. Eine Essstörung bei einem Menschen mit einer Borderline-Persönlichkeitsstörung kann dann als ein weiterer Versuch verstanden werden, belastende innere Zustände und Stimmungen »zu regulieren« und mit ihnen umzugehen.

Persönlichkeitsstörungen bei Anorexie und Bulimie Es ist nicht leicht, genaue Zahlen für die Häufigkeit von Persönlichkeitsstörungen bei Anorexie und Bulimie anzugeben. Dies liegt daran, dass in den meisten Studien Gruppen von essgestörten Menschen untersucht wurden, die vergleichsweise schwer erkrankt waren. In der Regel handelte es sich um Patienten, die sich an Kliniken gewandt hatten, um sich behandeln zu lassen. Die Zahlen schwanken in Abhängigkeit davon, an welchem Zentrum die Untersuchung durchgeführt wurde. Die Ergebnisse sind auch davon abhängig, ob die Betroffenen sich in stationärer oder ambulanter Behandlung befanden. Unter Bulimikern, die sich stationär behandeln ließen, fanden sich beispielsweise bis zu 25 % Borderline-Persönlichkeitsstörungen. In einer Gruppe von Patienten, die lediglich einer ambulanten Therapie bedurften, lagen die Zahlen bei 10 %. Und es ist anzunehmen, dass der Anteil unter Bulimikern, die sich nie in Therapie begeben haben, noch geringer ist.

Hinzu kommt, dass es eine intensive Diskussion darüber gibt, ob nicht die Gefahr besteht, bei einer schweren Essstörung zu häufig auch eine Persönlichkeitsstörung zu diagnostizieren. Eigentlich müsste geprüft werden, ob die Diagnose noch Bestand hat, wenn die Essstörung nicht mehr vorhanden oder geheilt ist.

Insgesamt kann man also sagen, dass es eine kleine Untergruppe essgestörter Menschen gibt, die gleichzeitig auch an einer Borderline-Persönlichkeitsstörung leidet. In der Behandlung muss dann beides berücksichtigt werden: die Schwierigkeiten, die durch die Persönlichkeitsstörung bedingt sind, und die Essstörung.

Interessanter als Untersuchungen zur Häufigkeit von Persönlichkeitsstörungen sind Forschungsbemühungen, die sich mit der Frage beschäftigen, welche Persönlichkeits- und Charakterzüge für Menschen mit Magersucht und Bulimie typisch sind.

Temperaments- und Charakterzüge

Grundlegende Charakterzüge können bei verschiedenen Personen natürlich grundsätzlich mehr oder weniger stark ausgeprägt sein. Dies hat zunächst einmal nichts mit Krankheit zu tun. Einige Menschen sind zum Beispiel besonders ordnungsliebend und eher zurückhaltend, andere ausgelassener und spontaner. Wenn man solche Temperaments- und Charakterzüge bei Menschen mit einer Essstörung im Vergleich zu Menschen untersucht, die keine Essstörung haben, zeigt sich, dass Anorexie-Patienten recht häufig zwanghafte und ängstlich-vermeidende Persönlichkeitszüge aufweisen. Magersüchtige sind also im Durchschnitt genauer, perfektionistischer und ängstlicher als andere. »Vermeidende« Persönlichkeitszüge finden sich auch bei Bulimie. Dies bedeutet, dass sowohl Menschen mit Anorexie als auch Menschen mit Bulimie Situationen zu umgehen versuchen, die mit Enttäuschungen, Kränkungen oder Konflikten verbunden sein könnten. Im Englischen spricht man hier von »harm avoidance«. Offenbar haben diese Menschen größere Schwierigkeiten als andere, mit solchen Situationen umzugehen.

Kontrolle und Impulsivität

Die Persönlichkeitsstruktur betreffend lässt sich der Unterschied zwischen beiden Essstörungen am besten folgendermaßen fassen: Magersüchtige scheuen neue Erfahrungen eher, da ihnen sehr viel an einem Gefühl der Kontrolle liegt. Bulimiker finden das Ausprobieren von Neuem hingegen reizvoll, haben jedoch immer wieder Schwierigkeiten, ihr eigenes Verhalten angemessen im Griff zu behalten. Bei Bulimikern zeigt sich in diesen Untersuchungen ferner über-durchschnittlich häufig eine Tendenz zu impulsiven Verhaltensweisen. Natürlich sind Verallgemeinerungen auch problematisch und es gibt eine große Zahl von Menschen mit einer Essstörung, auf die diese Charakterisierungen nicht zutreffen müssen. Es ist sehr wichtig, bei allen Untersuchungen zu berücksichtigen, dass sich die Aussagen immer auf Durchschnittswerte beziehen.

»Essstörungen sind eine Mädchenkrankheit«

Der Beginn der Erkrankung und die Rolle des Geschlechts

Die Magersucht beginnt meist in der Pubertät oder frühen Adoleszenz, im Durchschnitt mit 16 bis 17 Jahren, die Bulimie zwischen 18 und 19 Jahren, also etwas später. Fälle von Magersucht, die vor dem 10. Lebensjahr beginnen, sind extrem selten.

> Anorexie und Bulimie sind tatsächlich Erkrankungen, die hauptsächlich Mädchen und Frauen betreffen. Jungen und Männer machen jedoch immerhin 10 % der Betroffenen aus.

Ursachen Ein Grund dafür, warum Männer wesentlich seltener von Essstörungen betroffen sind, scheint zu sein, dass Jungen und Männer meistens andere Symptome und Lösungsmöglichkeiten wählen, wenn sie in der Pubertät und Adoleszenz Probleme haben. Warum dies so ist, ist eine interessante Frage, die nur schwer zu beantworten ist. Möglicherweise sind hier kulturelle Einflüsse ausschlaggebend: So werden Frauen beispielsweise sehr viel stärker über ihren Körper definiert. Allerdings hat sich dies in den letzten zehn bis fünfzehn Jahren zunehmend verändert – heute müssen auch Männer auf ihren Körper achten, sie müssen nun ebenfalls schlank, sportlich und durchtrainiert sein, um als attraktiv zu gelten. Soweit es dazu Untersuchungen gibt, hat sich die Häufigkeit von Essstörungen bei Männern aber trotz dieser Entwicklung nicht wesentlich verändert.

Männer, die von Magersucht oder Bulimie betroffen sind, beschreiben in der Regel ähnliche Probleme wie essgestörte Frauen: Schwierigkeiten mit dem Erwachsenwerden, dem »Mann-Werden«, dem eigenen Leistungsdenken, Probleme mit ihrem Selbstwertgefühl, eine Unzufriedenheit mit dem eigenen Körper oder Schwierigkeiten, mit Gefühlen und mit Konflikten umzugehen. Für Jungen und Männer ist es oft besonders schwer, über ihre Erkrankung zu sprechen, eben weil sie als »Mädchenkrankheit« gilt.

»Essstörungen nehmen immer mehr zu«

Historische Entwicklung
und Verbreitung des Krankheitsbildes

Studien durchzuführen, die die Häufigkeit von Essstörungen genau erfassen, ist sehr schwer. Dies hat unter anderem damit zu tun, dass viele Erkrankte ihre Essstörung verheimlichen und diejenigen, welche professionelle Hilfe aufsuchen, nur eine kleine Teilgruppe der tatsächlich Betroffenen darstellen.

**Neu auf-
tretende Fälle**

Die Häufigkeit einer Erkrankung wird mit Inzidenz- oder Prävalenzraten angegeben. Die Inzidenz bezeichnet die Anzahl neu aufgetretener Fälle in der Bevölkerung innerhalb einer bestimmten Zeit. Die Inzidenzrate wird meist auf ein Jahr bezogen und als Anzahl von Fällen pro 100.000 Menschen angegeben. Bei der Prävalenz kann man die sogenannte Punktprävalenz und die Streckenprävalenz (z.B. bezogen auf ein Jahr oder als Lebenszeitprävalenz auf die gesamte Lebenszeit) unterscheiden. Die Punktprävalenz ist definiert als die Häufigkeit in der Bevölkerung zu einem bestimmten Zeitpunkt.

> **Einige Untersuchungen geben Hinweise darauf, dass die Anzahl neu auftretender Fälle zwischen den 1950er und -70er Jahren in den westlichen Industrieländern deutlich zunahm und danach ungefähr konstant blieb.**

Nach diesen Studien lagen die Inzidenzraten für Frauen zwischen 12 und 25 Jahren in den 1950er Jahren bei ca. 4/100.000 und ab den 1970er Jahren bei 16–20/100.000. Die Punktprävalenzraten, also die Häufigkeit zu einem bestimmten Zeitpunkt, werden mit Werten um ca. 0,3 % angegeben – die Lebenszeitprävalenz mit 1 %.

Die Bulimia nervosa ist häufiger als die Magersucht. Es finden sich allerdings nur wenige epidemiologische Untersuchungen und man muss von hohen Dunkelziffern ausgehen. Hinzu kommt, dass die Bulimia nervosa erst Ende der 70er Jahre als eigenständiges Krankheitsbild definiert wurde. Die vorliegenden Studien geben Inzidenzraten von 12–15/100.000 an. Für die Lebenszeitprävalenz werden Raten von 1–2 % für Frauen und 0,1–0,5 % für Männer genannt.

Bulimia nervosa vs. Anorexia nervosa

Diese Daten legen nahe, dass Magersucht und Bulimie nicht so häufig sind, wie immer wieder beschrieben wird. Dennoch muss man sagen, dass die heutige Häufigkeit von Essstörungen in den reichen Industrieländern sich wohl erst im Verlauf des letzten Jahrhunderts entwickelt hat. Während die Magersucht in ihrer Häufigkeit nun so etwas wie einen Höchststand erreicht hat, kann man bei der Bulimie keine sicheren Angaben machen.

In diesem Zusammenhang ist es ganz besonders wichtig zu berücksichtigen, dass es neben den »klassischen« Gruppen Anorexie und Bulimie noch die Gruppe der sogenannten »atypischen

Atypische Essstörungen

Essstörungen« gibt. Atypische Essstörungen scheinen deutlich häufiger vorzukommen als Anorexie und Bulimie, ohne dass es hierzu exakte Daten gibt. Heute zeigen sehr viele Menschen ein auffälliges Essverhalten und somit eine Art Vorstufe zu einer Essstörung. Kommen bei solchen Menschen noch weitere Probleme hinzu, wie zum Beispiel eine große Unzufriedenheit mit dem eigenen Körper, dann ist auch das Risiko erhöht, dass aus einem auffälligen Essverhalten schließlich doch eine Essstörung im engeren Sinne wird.

Historisches Essstörungen sind kein neues Phänomen. Berichte über Menschen mit Essstörungen finden sich schon sehr früh, vermutlich sogar schon im alten Ägypten. 1689 beschrieb Richard Morton das Krankheitsbild der Magersucht recht detailliert und ermöglichte so eine erste Auseinandersetzung mit der Erkrankung. In der Folge setzten sich dann vor allem Sir William Gull aus England (1874) und Charles Laseque aus Frankreich (1873) etwa zeitgleich mit der Anorexie auseinander. Ihre Beschreibungen führten schließlich dazu, dass die Magersucht als eine medizinisch relevante Erkrankung wahrgenommen wurde. Weitere Fallberichte häuften sich dann nach 1900. Es bedurfte jedoch noch einer ganzen Weile, bis die primär psychischen Ursachen der Magersucht erkannt wurden. So brachte der Mediziner Simmonds die Magersucht noch 1914 mit einer Erkrankung der Hypophyse in Zusammenhang und unterstützte damit eine organmedizinische Betrachtungsweise.

Die Bulimia nervosa wurde erst 1979 von Gerald Russell als ein eigenständiges Krankheitsbild beschrieben. Er bezeichnete sie als eine besonders bedrohliche Variante der Magersucht und grenzte sie von dieser ab.

Die historische Beschreibung der beiden Krankheitsbilder macht deutlich, dass die Entwicklung von Behandlungskonzepten für essgestörte Menschen noch eine recht junge Geschichte hat.

»Essstörungen sind eine Luxuskrankheit der reichen Industrieländer«

Soziale und kulturelle Aspekte des Essens

Verbreitung weltweit

Die meisten Untersuchungen zur Verbreitung von Essstörungen wurden in den westlichen Industrieländern durchgeführt, wo Essstörungen vergleichsweise häufig vorkommen. Studien aus industrialisierten Ländern Asiens (z.B. Japan, Singapur) weisen auf Häufigkeiten hin, die mit den Zahlen der europäischen Länder und der USA vergleichbar sind. In Ländern der Dritten Welt scheinen Essstörungen hingegen nur selten vorzukommen und erst vermehrt Einzug zu halten, wenn es zu einer zunehmenden Industrialisierung und einer Konfrontation mit den westlichen Medien und Schönheitsidealen kommt. So gibt es Berichte, dass zum Beispiel in China – also in einem Land, das derzeit eine rasante wirtschaftliche Entwicklung durchläuft – immer mehr Essstörungen auftreten.

> Es scheint deutliche Zusammenhänge zwischen der wirtschaftlichen Situation eines Landes, dem Nahrungsangebot und dem herrschenden Schönheitsideal zu geben. Welche Faktoren hier besonders bedeutsam für die Entstehung von Essstörungen sind, ist jedoch noch unzureichend erforscht.

Was speziell die Magersucht betrifft, gibt es auch Hinweise darauf, dass diese Erkrankung grundsätzlich in allen bislang untersuchten Kulturen vorkommt – nur mit sehr unterschiedlicher Häufigkeit. Über das Krankheitsbild der Bulimie ist hier viel weniger bekannt.

Interessant ist, dass bestimmte Bevölkerungsgruppen ein viel geringeres Risiko haben, an Essstörungen zu erkranken. So finden sich unter den schwarzen Bevölkerungsgruppen in den USA oder auf der Karibikinsel Curaçao, wo eine entsprechende Studie durchgeführt wurde, sehr viel seltener Essstörungen. Auch hier ist noch nicht ganz klar, was die schwarze Bevölkerung vor Essstörungen schützt: ob es z.B. andere Schönheitsideale oder andere Essenstraditionen in den Familien und damit soziokulturelle Faktoren sind, oder eventuell auch genetische Einflüsse.

Soziale und kulturbezogene Bedeutung des Essens

Das Essen und der Umgang mit ihm begleiten die Menschen und menschlichen Gemeinschaften von Beginn an. Schon beim ersten Austausch zwischen Mutter und Säugling bedeutet Essen Wärme, Geborgenheit, Körperkontakt und Zuwendung. Essen ist ein Grundbedürfnis, ohne dessen Befriedigung wir nicht überleben könnten. Es ist daher kein Wunder, dass sich Rituale ums Essen überall dort etabliert haben, wo sich Menschen zusammenfinden. Man bewirtet Gäste mit Essen, um sie willkommen zu heißen. Man findet sich in Familien mehrfach am Tag zum Essen zusammen oder bringt Essen als eine Art Opfergabe dar. Essen ist zentraler Bestandteil von Feierlichkeiten. Wie gegessen wird, ist eingebunden in einen sozialen Kontext mit mehr oder weniger strengen Regeln. Diese betreffen die Art der Nahrung – so essen beispielsweise gläubige Muslime und Juden kein Schweinefleisch und es gibt strenge Vorgaben für die Art der Schlachtung von Tieren –, aber auch die Essenszeiten und den dafür vorgesehenen Rahmen.

Bis heute ist es in Deutschland weitgehend üblich, dass sich die Familie zum Essen zusammenfindet. Essen ist dadurch ein wichtiges Ereignis, bei dem auch ein sozialer Austausch stattfindet. Allerdings ändern sich diese Regeln durch die veränderten Arbeits- und Lebensbedingungen der Menschen. Es ist heute nicht mehr ungewöhnlich, sich auf dem Weg zur Schule oder zur Arbeit etwas zum Essen zu besorgen und es sogar auf der Straße oder im Zug zu sich zu nehmen. Die Zeit des »Fast Food« hat zu einer Veränderung geführt, die man auch als »Entritualisierung« der Essensgewohnheiten beschreiben kann. Es kann zu jeder Zeit und in den unterschiedlichsten Situationen gegessen werden, mit zunehmend weniger sozialer Kontrolle. Es ist zwar unklar, ob diese Entwicklung der Entstehung von Essstörungen Vorschub leistet. Denkbar ist es jedoch.

Essen im Kontext sozialer Beziehungen

Das Zubereiten und Anbieten von Essen bedeutet Fürsorge für den anderen. Die Zurückweisung von angebotenem Essen gilt in der Regel, z.B. bei Einladungen, als unhöflich und kränkend. Essgestörte Menschen weisen Essen aber häufig zurück, da sie Sorge haben, davon zuzunehmen. Oder sie essen, um sich danach wieder zu übergeben. Einige nehmen Einladungen zum Essen erst gar nicht an – sei es nun eine Mahlzeit im privaten Rahmen oder in einem Restaurant. Man kann sich daher gut vorstellen, dass eine Essstörung für Betroffene bei vielen sozialen Aktivitäten zu Einschränkungen führt.

Für einen essgestörten Menschen kann gemeinsames Essen aus unterschiedlichen Gründen eine große Herausforderung sein. Manche können es nicht ertragen, dass ihnen jemand beim Essen zuschaut, weil Essen mit dem Verlust von Selbstbeherrschung gleichgesetzt wird. Sie nehmen an, andere würden sie als gierig und maßlos erleben. Damit projizieren sie natürlich eigene Vorstellungen, derer sie sich aber meistens nur teilweise bewusst sind, auf ihre Mitmenschen. Für andere bringt ein gemeinsames Essen den strengen Essensplan durcheinander, den sie sich auferlegt haben. Es kann große Angst machen, diesen nicht einhalten zu können. Menschen, die an Bulimie leiden, haben hingegen oft die Befürchtung, dass sie mit dem Essen nicht mehr aufhören können, wenn sie erst einmal damit angefangen haben. Sie möchten vor anderen die Kontrolle nicht verlieren oder die Sicherheit haben, die Nahrungsmengen später auch wieder ungehindert »loswerden« zu können, um nicht an Gewicht zuzunehmen. Alles dies lässt sich bei außerhäuslichen Einladungen schwierig gewährleisten.

Gemeinsame Mahlzeiten

Für Eltern oder auch Partner kann es sehr belastend sein, wenn der essgestörte Familienangehörge das Essen immer wieder zurückweist oder gemeinsame Mahlzeiten vermeidet. Oft verstehen Familienmitglieder und Partner dies auch als persönliche Zurückweisung und Ablehnung. Folgende Fragen stehen dann meist im Raum: Bin ich als Elternteil / Partner »gut genug« – oder habe ich versagt? Was habe ich falsch gemacht? Soll ich mich den Wünschen meiner Tochter / Partnerin anpassen und Diätprodukte kaufen? Wie schaffe ich es, sie / ihn dazu zu bringen, dass sie / er wieder normal isst und nicht immer dünner wird? Die Situation beim Essen wird so leicht zum Schauplatz von Auseinandersetzungen, aber auch zum Anlass für Schuldgefühle.

Ursachen von Essstörungen

»In den Familien stimmt etwas nicht, schuld sind die Mütter«

Magersucht und Bulimie als Entwicklungsstörungen

Man kann Essstörungen, und hier vor allem die Magersucht, auch als Entwicklungsstörungen ansehen: ein Lebensabschnitt, der mit der Bewältigung bestimmter Aufgaben verbunden ist, wird nicht gut »gemeistert«. Bei Essstörungen betrifft dies die Phase der Pubertät und Adoleszenz, in der es um die allmähliche Lösung von den primären Bezugspersonen geht, die Auseinandersetzung mit gravierenden körperlichen Veränderungen und die Entwicklung eines eigenständigen, erwachsenen »Selbst«.

Wenn die Bewältigung dieser Schwellensituation nicht gelingt, liegt es nahe, die Mütter zu verurteilen. Ist es ihnen nicht gelungen, entsprechende Entwicklungsbedingungen zur Verfügung zu stellen? Lange Zeit konzentrierte man sich sehr auf die Dynamik in den Familien Essgestörter und meinte, bestimmte pathologische Muster identifi-

Die Rolle der Mutter

zieren zu können. So ist zum Beispiel ein Buch einer italienischen Therapeutin, Mara Selvini Palazzoli, sehr bekannt geworden. In diesem beschreibt sie ihre Erfahrungen bei der Behandlung von Familien mit einem magersüchtigen Mitglied. An einer Stelle sagt sie beispielsweise: »Mit sehr wenigen, wenn überhaupt irgendwelchen Ausnahmen ist die auffälligste Person im Heim magersüchtiger Mädchen die Mutter; der Vater ist emotional nicht vorhanden – er wird allgemein von seiner Frau überschattet und heimlich oder offen von ihr herabgesetzt. Immer wenn er sich zu behaupten versucht, sucht die Mutter die Unterstützung der Kinder, indem sie das unschuldige Opfer spielt.« (Mara S. Palazzoli, 1982, S. 55)

Typische Familiendynamik? Eine solche Dynamik mag es in manchen Familien durchaus geben. Problematisch ist aber die Art der Wortwahl, die sehr wertend ist und eine deutliche Schuldzuweisung enthält. Problematisch ist auch die Generalisierung – das heißt anzunehmen, dass diese Familiendynamik für alle Familien Gültigkeit hat. Um eine solche generelle Aussage treffen zu können, bedarf es nicht nur der Beobachtung von einigen Fällen, sondern der Auswertung sehr umfangreicher Studien, in welchen viele Hunderte von Familien untersucht wurden. Selbst wenn eine Aussage sich dann bestätigen ließe, hieße dies noch lange nicht, dass sie für jede einzelne Familie zutreffen muss.

Die Bemühungen, pathologische Familienstrukturen zu finden und zu beschreiben, haben bis heute gravierende Auswirkungen – und zwar auf die Gefühlslage der betoffenen Eltern. Oft haben sie mit starken Schuldgefühlen zu kämpfen, weil sie selber und auch andere automatisch eine Verbindung zwischen der Essstörung ihres Kindes und gestörten Familienbeziehungen herstellen. Dabei ist die Annahme, dass typische Familienstrukturen sicher zu Essstörungen führen, durch die Forschung bis heute nicht belegt.

Konfliktreiche und problematische Familienstrukturen scheinen nach dem jetzigen Kenntnisstand eher mit der Schwere und dem chronischen Verlauf einer Magersucht in Verbindung zu stehen als mit ihrer Entstehung.

Insgesamt ist es manchmal schwer zu unterscheiden, ob in Familien bestimmte Muster des gegenseitigen Umgangs ein Risiko für die Entstehung von Essstörungen darstellen, oder ob eine Essstörung zu diesen Mustern geführt hat. Denn natürlich reagieren Eltern auf die Essstörung ihres Kindes. Sie haben Angst um ihr Kind und möchten Einfluss nehmen. Oder aber sie ärgern sich über das Essverhalten ihres Kindes. Die Familiendynamik und der Umgang miteinander kann sich infolge einer Essstörung dramatisch verändern.

Ursache oder Folge?

Doch natürlich ist eine Essstörung auch ein Alarmzeichen. Eltern sind zwar nicht »schuld«, aber es ist wichtig, dass sie dieses Alarmzeichen ernst nehmen und sich fragen, was sich darüber ausdrückt. Gibt es Dinge in der Familie, die die

Tochter oder den Sohn belasten? Kann im Umgang miteinander etwas verändert werden? Ganz konkret stellt sich natürlich auch die Frage: Wie geht man in der Familie mit der Essstörung um?

> **Erkrankt ein Kind oder ein Jugendlicher, der ja normalerweise noch in der Familie lebt, an einer Essstörung, so ist auf jeden Fall anzuraten, dass nicht nur das erkrankte Familienmitglied eine Behandlung macht, sondern die ganze Familie unterstützende Gespräche in Anspruch nimmt.**

Therapeutische Gespräche dienen vor allem dazu, von Schuldgefühlen zu entlasten und gemeinsam nach konstruktiven Lösungswegen zu suchen. Denn Angehörige sind immer »mitbetroffen« – und zwar in einer sehr belastenden Weise.

Erwachsenwerden

Eine Magersucht beginnt in den meisten Fällen zwischen dem 13. und 20. Lebensjahr. Viele Magersüchtige schildern, dass sie große Angst vor dem Erwachsenwerden haben. Dies kann die Angst vor den körperlichen Veränderungen der Pubertät sein, oder aber ein Gefühl der Überforderung angesichts zunehmender Verantwortung und die Angst vor anstehenden Entwicklungsaufgaben. So beginnt eine Anorexia nervosa nicht selten nach einem ersten unglücklichen Verliebtsein, einer ersten längeren Abwesenheit aus dem Elternhaus oder vor einem bevorstehenden Schulabschluss.

Über die Magersucht drückt sich zweierlei aus: Einerseits hungern sich die Betroffenen in eine körperliche Situation zurück, in der sie deutlich jünger und hilfsbedürftig wirken. Dies ist für andere wie ein Appell: Da braucht jemand Unterstützung. Andererseits weisen die Betroffenen alle Hilfsangebote von Eltern oder Freunden zurück und versuchen sogar, das Gegenteil deutlich zu machen: Ich komme alleine klar, ich habe alles unter Kontrolle und bin ganz unabhängig – ich brauche nicht einmal mehr zu essen. Diese widersprüchlichen Botschaften drücken ein inneres Dilemma aus: Magersüchtige haben oft noch sehr kindliche Wünsche nach Unterstützung und Nähe, dürfen diese aber nicht zulassen, um sich nicht in einer bedrohlichen Form abhängig und verletzlich zu fühlen.

Ein weiteres Thema, das eng mit dem Erwachsenwerden verbunden ist, ist die Sexualität. Magersüchtige verlieren alle weiblichen Formen und bekommen keine Menstruation mehr. Im Grunde genommen führen sie das Schlankheitsideal ad absurdum, denn sie machen sich unattraktiv. Ängstigende sexuelle Wünsche und Bedürfnisse sind in der Hungersituation, in der sie sich befinden, meistens stark reduziert. So entziehen sie sich einem Thema, das Gleichaltrige heftig und meist mit verwirrenden Gefühlen beschäftigt: den ersten Erfahrungen mit dem anderen Geschlecht. Nicht alle, aber viele Menschen mit Magersucht gehen erst sehr viel später Partnerschaften ein. Wenn sie ihre Essstörung dann mit Mitte oder Ende zwanzig wieder aufgeben,

Sexuelle Entwicklung

kommt es oft zu dem Gefühl, nun alle Erfahrungen und Entwicklungsschritte nachholen zu müssen, welche andere mit achtzehn schon hinter sich haben. Eine schwierige, manchmal auch als beschämend empfundene Situation.

»Ablösung« Ein zentrales Thema ist vor dem skizzierten Hintergrund auch die Frage der Ablösung aus dem Elternhaus. Ablösung ist ein etwas merkwürdiger Begriff, da die Beziehung zwischen Eltern und Kindern natürlich immer bestehen bleibt. Mit Ablösung wird ein Prozess bezeichnet, in welchem sich ein junger Mensch zu einem eigenständigen Individuum entwickelt. Dazu gehört unter anderem, dass er in der Lage ist, sich von wichtigen Menschen zu distanzieren, ohne dabei unter Schuldgefühlen zu leiden oder möglicherweise Angst zu bekommen, dass diese Beziehungen dadurch verlorengehen.

Eltern, die Mühe haben, ihre Kinder »gehen zu lassen«, können einen solchen Ablösungsprozess erschweren und ihnen unbewusst vermitteln, dass sie eigentlich zu Hause gebraucht werden und sich nicht distanzieren dürfen. Wenn diese Kinder selber Angst vor neuen Entwicklungsschritten haben, kann der Prozess der Verselbständigung nochmals deutlich erschwert werden. Die Anorexie ist dann ein scheinbarer Lösungsversuch, da sie eine Art Kompromiss darstellt: Durch die Essstörung distanziert sich die Magersüchtige zwar vordergründig von den Eltern, unterläuft aber ihre eigene Entwicklung und bleibt in einer kindlichen Art und Weise gebunden.

Im extremsten Fall hat ein essgestörtes Familienmitglied in der Familie eine scheinbar unverzichtbare Rolle inne. So kann eine magersüchtige Tochter der Grund dafür sein, dass sich ein Elternpaar nicht trennt. Die gemeinsame Sorge um die Tochter ist der »Kitt«, der das Familiengefüge noch zusammenhält. Wenn die Tochter spürt, dass sich bei ihrer Gesundung dramatische Veränderungen in der Familie ergeben würden, so wird sie alles daran setzen, ihre Essstörung aufrechtzuerhalten. Denn sonst würde sie sich für die Trennung der Eltern verantwortlich fühlen. Dies ist ein Beispiel dafür, dass in manchen Fällen die Situation in der Familie sehr wohl eine wichtige Rolle spielen kann.

Bei Menschen mit Bulimie, die im Durchschnitt ein bis zwei Jahre später beginnt als die Anorexia nervosa, kann es auch um diese Themen gehen, vor allem, wenn die Bulimie mit einer anorektischen Phase begonnen hat. Es gibt aber auch bulimische Menschen, bei denen das Thema »Erwachsenwerden« weniger bedeutsam ist. Diese Gruppe kommt mit Sexualität und der Ablösung aus dem Elternhaus gut zurecht. Hier steht dann oft eher eine gravierende Selbstwertproblematik im Vordergrund, eine starke Leistungsorientierung oder Schwierigkeiten, mit Gefühlen wie Wut, Enttäuschung, Langeweile oder Schuld umzugehen.

Ein Charakteristikum, das sehr viele essgestörte Menschen teilen, ist ein geringes Selbstwertgefühl.

Selbstwertproblematik

> Sie empfinden sich oft als minderwertig und möchten »anders oder etwas Besonderes sein«. »Anders« bedeutet in der Regel: erfolgreicher, attraktiver, interessanter, unterhaltsamer, stärker. Für Außenstehende ist dies oft schwer nachvollziehbar, da man selber diese Menschen keinesfalls als unattraktiv oder uninteressant beurteilen würde.

Identität und Rivalität

Viele Essgestörte schildern auch, dass sie sich in einer fast zwanghaften Art und Weise mit anderen vergleichen. Dabei haben sie immer den Eindruck, selbst den Kürzeren zu ziehen. Sich miteinander zu vergleichen und zu messen kann besonders unter Geschwistern extreme Züge annehmen, ganz besonders dann, wenn auch eine Schwester unter einer Essstörung leidet: »Wer ist die Beste?«, »Wer bekommt die meiste Aufmerksamkeit?«. Andererseits finden die Betroffenen aber, dass es solche Rivalitätsgefühle unter Geschwistern nicht geben sollte und verurteilen sich scharf dafür, wenn ihnen ihre »bösen« und »egoistischen« Gefühle bewusst werden.

Zugleich empfinden viele Betroffene den Leistungsdruck aber auch nicht umsonst. So ist aus der therapeutischen Praxis bekannt, dass essgestörte Mädchen in Familien oft diejenigen sind, in die Eltern besonders große Hoffnungen setzen. Sie sollen die Vorbilder für die jüngeren Geschwister sein und bekommen eine hervorgehobene Rolle zugewiesen. Mit der Entwicklung einer Essstörung boykottieren und unterlaufen sie diese Sonderrolle dann. Es scheint die einzige Chance zu sein, sich aus der als Zwangsjacke erlebten Rollenzuschreibung zu befreien, in welcher sie glauben, diese Erwartungen erfüllen zu müssen.

»Magersüchtige sind angepasste Streberinnen«

Leistungsdenken und Rivalität
unter Gleichaltrigen

Eine Gruppe der Menschen, die an Magersucht leiden, vermittelt nach außen den Eindruck, angepasste Streber zu sein. Dieser Eindruck stimmt einerseits und stimmt auch wieder nicht. Vor allem Menschen mit der restiktiven Form der Magersucht kontrollieren sich sehr stark und sind oft auch leistungsorientierter und perfektionistischer als der Durchschnitt. Doch eigentlich wollen sie gar nicht angepasst sein, sondern als jemand Besonderes wahrgenommen werden: Sie möchten sich von anderen abheben und »gesehen werden«. Durch ihr Erscheinungsbild fallen sie dann auch wirklich auf, »verschwinden« andererseits aber auch fast. Dies drückt ein weiteres Dilemma aus – zwischen Nicht-auffallen-Wollen und Besonders-sein-Wollen.

Auseinandersetzung mit Gleichaltrigen

Manche von ihnen haben in ihrer Entwicklung eine hohe Erwartung der Eltern gespürt, welche sie glauben, erfüllen zu müssen. Aber neben der Anerkennung durch die Eltern geht es natürlich auch um die Anerkennung durch andere. Und hier muss man sich in der Pubertät und Adoleszenz vor allem in der Auseinandersetzung mit Gleichaltrigen bewähren. Genau dieser Auseinandersetzung fühlen sich Magersüchtige aber meist nicht gewachsen. Magersüchtige Mädchen haben häufig das Gefühl, in einer Gruppe Gleichaltriger nicht mithalten zu können, weil sie ernster und schüchterner sind. Im

Kontakt mit Jungen fühlen sie sich dann unsicher und überfordert. Sie haben das Gefühl, anders zu sein als die anderen. Immerhin fällt es ihnen aber in der Schule leicht, gute Noten zu schreiben und damit einen Bereich zu haben, in welchem sie gut und sogar besser sind als die anderen. So beginnen sie auch in der Freizeit zu lernen und sich dadurch mit etwas zu beschäftigen, bei dem sie sich sicher fühlen. Dies führt jedoch zu zunehmender Isolation und dazu, dass der Kontakt zu den Klassenkameraden noch mehr verlorengeht. Zur Konzentration auf gute Note kommt dann noch die Beschäftigung mit Essen und Gewicht hinzu, die den Mädchen ebenfalls Halt und Orientierung gibt.

Wenn essgestörte Jugendliche sich also in der Schule leistungsorientiert zeigen, so verschieben sie damit nicht selten das Bemühen um Anerkennung auf den Bereich von schulischen und beruflichen Leistungen. So entsteht dann das Bild des angepassten Strebers.

Jede Magersucht hat aber auch eine rebellische Seite. Trotz guter Leistungen kommt es nicht selten kurz vor dem Abitur zu Klinikaufenthalten und zum indirekten Boykott des scheinbaren Strebertums. Die körperliche Situation setzt Grenzen und zeigt der Kranken, dass sie ihren Anforderungen nicht gehorchen will. Gerade die rebellische Seite, die den Betroffenen oft gar nicht bewusst ist, verweist unter anderem auf eine gravierende Identitätskrise. Dahinter steht die Frage: Wer bin ich eigentlich? Bin ich wirklich die, die sich die anderen wünschen, oder werde ich nur gemocht, weil ich mich anpasse und gute Leistungen bringe?

Rebellion

»Magersucht ist Suizid auf Raten«

Existentielle Gefahren und Fragen

Die Magersucht ist die psychische Erkrankung mit der höchsten Sterblichkeitsrate. Diese übersteigt auch die Sterblichkeit bei Depression und Schizophrenie, wenn man dieselben Altersgruppen vergleicht.

Die Todesfälle sind zum Teil Konsequenz der Essstörung – also Folgen von Untergewicht und Komplikationen, die auf das Hungern, aber auch auf Abführmittelmissbrauch und Erbrechen zurückzuführen sind. Doch ein nicht unwesentlicher Teil der Todesfälle ist auch auf Suizide zurückzuführen. Dies macht deutlich, dass es bei Magersucht um existentielle Fragen geht. Einerseits natürlich auf der körperlichen Ebene: Angehörige und Behandler werden bei extremem Untergewicht in eine Situation gebracht, in der sie manchmal überlegen müssen, ob sie gegen den Willen der / des Magersüchtigen entscheiden sollen – zum Beispiel durch Veranlassung einer Zwangseinweisung oder einer gerichtlichen Betreuung. Auf der anderen Seite fühlen sie sich dem autodestruktiven Geschehen gegenüber hilflos ausgeliefert.

Realitätsverlust und Depression

Viele Magersüchtige nehmen die reale Bedrohung, die durch ihre körperliche Situation entsteht, gar nicht bewusst wahr. Andere wiederum äußern in einer Situation starken Untergewichts sehr wohl den Wunsch, lieber tot zu sein. Dies kann aber auch Folge einer durch das Untergewicht verursachten Depression sein oder damit zusammenhängen, dass Denken und Fühlen durch extremes Hungern verändert sind und die Betroffenen die eigene Situation gar nicht mehr realistisch einschätzen können. Das Denken ist bei starkem Hunger meistens sehr eingeschränkt, d.h. es dreht sich nur noch um sehr wenige Inhalte wie das Essen und die negative Körperwahrnehmung. Dies führt dann dazu, dass Betroffene mit starken Ohnmachtgefühlen zu kämpfen haben und sich ihrer Situation immer mehr ausgeliefert fühlen. Unter diesen Umständen scheint der Wunsch zu sterben oft der einzige Ausweg.

Doch es ist nicht nur die Hungersituation – bei der Magersucht geht es auch unabhängig vom Körpergewicht um existentielle Themen, die die Betroffenen manchmal erst im Verlauf einer Therapie selber benennen können. Es geht um Fragen wie: Wie muss ich sein, damit ich überhaupt eine Existenzberechtigung habe? Kann ich jemals mit allen Aufgaben in dieser Welt zurechtkommen? Und natürlich geht es auch um die schon angeschnittene Frage zur eigenen Identität: Wer bin ich überhaupt? Wie kann ich jemand Eigenständiges werden – und mich von anderen unterscheiden?

Existentielle Fragen

Magersucht kann ein Lösungs- oder aber auch ein Fluchtversuch angesichts dieser existentiellen Fragen sein.

»Es liegt an den superdünnen Models«

Die Rolle heutiger Schönheitsideale

»Schlank-
heitswahn«

Das Schönheitsideal unserer Gesellschaft spielt bei der Häufigkeit von Essstörungen sicherlich eine Rolle – vor allem für Jugendliche, die in der Pubertät und Adoleszenz nach Orientierung suchen und sich wünschen, attraktiv zu sein und bewundert zu werden. Da bietet es sich an, den eigenen Körper als Problemfeld zu sehen: Er lässt sich durch Diäten und Sport »modellieren«, und das Bemühen darum kann von schwierigen inneren Zuständen ablenken und kurzfristig Halt geben. Diäten erhöhen dann das Risiko, in eine Essstörung hineinzugeraten – vor allem in einen Teufelskreis von Hunger und daraus resultierendem Heißhunger. Dieser erhöht wiederum den Druck, zu gegenregulierenden Maßnahmen zu greifen, um nicht zuzunehmen.

> Der »Schlankheitswahn« ist bei weitem nicht der einzige Faktor bei der Entstehung von Essstörungen. Es ist sogar eine gefährliche Verkürzung, Essstörungen alleine darauf zurückführen zu wollen.

Es ist auch wichtig zu wissen, dass parallel zur zunehmenden Vermarktung eines immer strengeren Schönheitsideals vor allem die Raten an Bulimieerkrankungen zunahmen – weniger die Fälle von Magersucht.

Es ist also wahrscheinlich, dass das gängige Schönheitsideal bei der Bulimie ein wichtigerer Einflussfaktor ist als bei der Anorexie. Diese Annahme wird auch dadurch unterstützt, dass viele Magersüchtige sagen, beim Hungern gehe es gar nicht um ihre Schönheit, sondern eher darum, dass sie einen sehr großen Wunsch nach Kontrolle haben und Essen ihnen Angst mache. Vor allem machen ihnen all die Anforderungen Angst, die sie auf sich zukommen sehen, wenn sie wieder gesund sind – also vor allem das »Erwachsenwerden« und die Übernahme von Verantwortung.

Viele Essgestörte reagieren ärgerlich, wenn Models als auslösende Momente angesprochen werden. Einzelnen dienen sie aber sehr wohl als Orientierung. Und man kann auch sagen, dass das Schlankheitsideal grundsätzlich eine Rolle spielt, indem »fett sein« gleichgesetzt wird mit »sich gehen lassen«, »keine Kontrolle haben« und »undiszipliniert« sein. Schlank sein bedeutet hingegen, sich im Griff zu haben und von anderen gemocht zu werden.

Dick sein = sich gehen lassen

> Vor allem Menschen mit Bulimie, die ja immer wieder die Kontrolle über ihr Essverhalten verlieren, sind meist bemüht, nach außen eine möglichst perfekte Fassade aufrechtzuerhalten. Sie möchten nicht, dass jemand mitbekommt, dass sie sich »gehen lassen«.

Menschen, die an Bulimie leiden, wollen alle Anteile ihres Erlebens und ihrer Persönlichkeit, die nicht in ein positives Bild passen, unterdrücken und verstecken. Wut, Protest, Begierde, Gier und sonstige »böse« Seiten werden dann über die Essstörung »reguliert« und sind für andere wenig sichtbar. Eine glückliche Lösung ist das nicht. Die Bulimikerin selber ist meist davon überzeugt, dass niemand sie mehr mögen kann, wenn sie ihr »wahres Gesicht« zeigt, und hält sich im Grunde genommen für einen schlechten Menschen. Auch macht es die Betroffenen sehr einsam, wenn sie schwierige und belastende Empfindungen mit niemandem teilen können.

»Pro-Ana- und Pro-Mia-Internetseiten führen zu Essstörungen«

Gefahren des World Wide Web

Seit vielen Jahren gibt es Internetseiten, die Essstörungen als etwas Erstrebenswertes propagieren. In den Medien wird dieses Thema vor allem in der letzten Zeit intensiv aufgegriffen. Es wird auf die Gefährlichkeit dieser Seiten hingewiesen und diskutiert, ob ihr Besuch zu Essstörungen führen kann.

»Pro-Ana«- und »Pro-Mia«-Internetseiten wird vor allem vorgeworfen, Essstörungen zu verharmlosen und als »Lifestyle« zu propagieren – also einen Modetrend zu unterstützen, der darin besteht, den eigenen Körper auf unnatürliche Art und Weise zu kontrollieren und sich einem extremen Schlankheitsideal zu verschreiben.

Vor allem aber gibt es eine Debatte darum, wo eigentlich die Grenze zwischen »Krankheit« und »Lifestyle« liegt. Bis zu welchem Grad handelt es sich um eine bewusste Entscheidung, sein Äußeres und sein Essverhalten in einer anorektischen Form zu gestalten, und wann muss man von einer Krankheit ausgehen, bei der die Betroffenen Hilfe brauchen? Es ist nicht einfach, diese Diskussion offen zu führen, da sich die »Pro-Anas« sehr nach außen abschotten. Es ist schwer, als Außenstehender Zugang zu bekommen. Auch gibt es sehr viele Seiten, die sich zum Teil stark unterscheiden.

»Lifestyle« oder Krankheit?

Begriffs-definition Doch was verbirgt sich eigentlich hinter den Bezeichnungen »Pro-Ana« oder »Pro-Mia«? Es gibt keine einheitliche Übersetzung dieser Begriffe. »Pro« bedeutet, »für« etwas zu sein, und »Ana« steht grundsätzlich für Anorexia nervosa, »Mia« für Bulimia nervosa. Es finden sich aber auch andere Übersetzungen, so z.B. »*pro*fessional *ano*rexic« oder »*pro*motion of buli*mia* / *ano*rexia«. Vermutlich entstand die erste »Pro-Ana«-Website Ende der 90er Jahre. Ab 2002 kam es dann zu einem sprunghaften Anstieg solcher Seiten. Sie sind in der Regel durch Passwörter geschützt, die erst nach sehr genauer Prüfung des Neu-Mitglieds vergeben werden. Unter anderem wird meist nach dem aktuellen, dem ehemals höchsten und niedrigsten Gewicht des Bewerbers gefragt. Zum inneren Bereich der Website haben dann nur wenige Personen Zugang, die über ein Pseudonym miteinander kommunizieren.

Typische Inhalte dieser Seiten sollen hier beispielhaft beschrieben werden. Wichtig ist aber: Diese Beschreibung muss nicht auf alle »Pro-Ana«- und »Pro-Mia«-Websites zutreffen.

Anas Gebote Inzwischen sehr bekannt sind Standardtexte, die über die Websites verbreitet werden. Hierzu gehören die zehn Gebote (»Anas Gebote«), die schon durch Anzahl und Bezeichnung einen Bezug zur christlichen Religion herstellen. Sie enthalten Empfehlungen bzw. Gebote, die zentrale Überzeugungen von Menschen mit Magersucht aufgreifen. Die ursprüngliche Version war englisch und wurde dann in unterschiedlicher Weise ins Deutsche übertragen. Die Gebote lauten inhaltlich ungefähr so: »Wenn du nicht dünn bist, bist du nicht attraktiv«, »Du sollst nicht essen, ohne dich schuldig zu fühlen«, »Du kannst nie zu dünn sein« oder »Dünn sein und nicht zu essen sind die wahren Zeichen von Kraft und Erfolg«. Hinzu kommen Gesetze, die beschreiben, welche Nahrungsmittel gegessen werden dürfen oder wie man seine Essstörung am besten vor Eltern, Freunden oder auch Therapeuten verheimlicht. Ferner gibt es Foren, in denen die Anhänger direkt miteinander kommunizieren können, sowie Bereiche wie die sogenannten »tips and tricks« mit BMI-Tabellen und Ratschlägen, wie man Hunger aushalten oder Gegessenes am besten wieder loswerden kann. Hinzu kommt meist eine Foto-Galerie (»thinspiration«) mit Fotos von teilweise extrem abgemagerten Frauen, die als Vorbilder dienen sollen. Nicht selten handelt es sich dabei auch um Fotos bekannter, prominenter Frauen. Von spezieller Bedeutung für »Pro-Ana«-Anhänger sind auch ausgewählte Körperpartien, an denen das Untergewicht besonders deutlich wird: spitze Beckenknochen, sich abzeichnende Rippen oder eine hervorstehende Wirbelsäule.

Es gibt noch sehr wenige Untersuchungen dazu, welche Menschen »Pro-Ana«- und »Pro-Mia«-Seiten nutzen, aus welchen Gründen sie dies tun und welche Auswirkungen es hat. Relativ sicher ist, dass es sich bei den Nutzern zum großen Teil um Frauen und vereinzelt auch Männer handelt, die an Essstörungen nach den gängigen Kriterien

Wer sind die Nutzer?

leiden. Eine Studie gibt sogar Hinweise darauf, dass diese Gruppe besonders stark beeinträchtigt ist, was ihr Körpererleben, ihre zwischenmenschlichen Beziehungen und ihre psychische Belastbarkeit angeht. Den meisten scheint sehr wohl bewusst zu sein, dass sie unter einer Essstörung leiden. Einige von ihnen befinden sich auch in psychotherapeutischer Behandlung.

Suche nach Gleichgesinnten

Was macht diese Seiten nun aber so anziehend? Vor allem ist es wohl der Wunsch, Gleichgesinnte zu finden und sich mit etwas identifizieren zu können, was Orientierung geben kann. Es soll etwas »Eigenes« sein, zu dem andere nahestehende Personen wie Eltern oder Freunde keinen Zugriff haben. Es scheint auch so zu sein, dass »Pro-Ana«- und »Pro-Mia«- Anhänger kaum – oder noch nicht oder nicht mehr – bereit zu sein scheinen, an ihrer Essstörung etwas zu verändern. Das Internet bietet dann einen Rückzugsraum, in dem sie dies frei äußern können und ihre Themen mit Menschen teilen, denen es ähnlich geht.

Destruktivität

Man kann sich vorstellen, dass der überstrenge, selbstzerstörerische Aspekt, der sich in einigen Inhalten der Websites zeigt, einem Anteil im Inneren der Anhänger entspricht. Die Websites werden dann zu einer Art nach außen verlagertem »Über-Ich«, dem man sich unterwerfen muss – bzw. sich freiwillig unterwirft, als einer Art Lebensphilosophie. Was von außen destruktiv erscheint, wird in seiner Bedeutung ins Positive verkehrt: Es ist richtig, so mit sich umzugehen, es sollte sogar noch extremer sein.

Die Frage ist, wie gefährlich diese Seiten wirklich sind. Muss man sie tatsächlich verbieten – soweit Verbote im Internet überhaupt umzusetzen sind? Bedenklich stimmt, dass die Anhänger solcher Seiten sich meist täglich und dann für lange Zeit im Internet aufhalten. Die Beschäftigung damit kann also einen sozialen Rückzug und eine Isolation verstärken, die möglicherweise ohnehin schon bestehen. Eine scheinbare Gemeinsamkeit und Verständnis können verschleiern, dass jemand eine gefährliche Gratwanderung betreibt, bei der krankhafte Verhaltensweisen verstärkt werden – bis hin zu einem körperlich gefährlichen, selbstzerstörerischen Bereich.

Die Diskussion um Pro-Ana und ein Verbot der Seiten wird meistens hochemotional geführt. Es ist jedoch noch unklar, ob der Besuch solcher Seiten Menschen, die eine entsprechende Bereitschaft mitbringen, wirklich in eine Essstörung hineinführen kann und ob er Essgestörte davon abhält, sich die professionelle Hilfe zu suchen, die sie dringend brauchen.

Wie gefährlich sind »Pro-Ana« und »Pro-Mia«?

Es ist vermutlich das Wichtigste, dass offen über »Pro-Ana« und »Pro-Mia« diskutiert wird – in der Presse, aber auch im Internet –, und damit potentiell Gefährdeten die Möglichkeit gegeben wird, ihr Tun kritisch zu reflektieren.

»Es liegt an den Genen«

Der Einfluss der Gene bei der Krankheitsentstehung

Nachdem es über längere Zeit vorherrschende Meinung war, dass Essstörungen auf das Versagen der Eltern zurückzuführen seien, wurde in den letzten zehn Jahren das Thema Genetik stark in den Vordergrund gerückt. Liegt etwa doch alles an den Genen?

Essstörungen treten in bestimmten Familien gehäuft auf. So konnte gezeigt werden, dass weibliche Angehörige einer Frau mit Anorexie oder Bulimie ein 11,4-fach bzw. 3,7-fach erhöhtes Risiko haben, einmal am Vollbild einer Essstörung zu erkranken. Dies kann auf eine genetische Disposition hinweisen.

Die Rolle genetischer Faktoren Insgesamt wird die Heritabilität, das heißt der Anteil, den genetische Faktoren bei der Entstehung der Magersucht haben, aufgrund von Zwillingsuntersuchungen auf zwischen 48 % und 76 % geschätzt. Dies klingt, als ob der genetische Einfluss sehr stark wäre. Doch vergleicht man diese Zahlen zum Beispiel mit den Angaben zur Erblichkeit von Übergewicht, die ebenfalls mit 50 % bis 70 % angegeben wird, erscheint es wiederum nicht so viel.

Mit großer Wahrscheinlichkeit tragen bei Essstörungen zahlreiche Gene dazu bei, dass ein

Mensch die Anlage zu dieser Erkrankung hat. Insgesamt scheinen genetische Einflüsse bei Magersucht eine größere Rolle zu spielen als bei Bulimie.

> **Genetische Einflüsse dürfen nicht so verstanden werden, dass ein Gen zu einer Erkrankung führt. Man nimmt heute eher an, dass ein Zusammenspiel verschiedener genetischer Komponenten zu einer »Disposition« führt. Disposition bedeutet eine Bereitschaft, die im Zusammenspiel mit bestimmten Umgebungsbedingungen zu einer Erkrankung führen kann.**

Das Zusammenspiel von genetischen und Umweltfaktoren kann man sich beispielsweise so vorstellen: Ein Mensch zeigt von seiner genetischen Veranlagung her eher ängstliche und introvertierte Charakterzüge. Diese werden verstärkt, wenn die Eltern ebenfalls ängstlich sind und ihrem Kind vermitteln, dass es keinerlei Reiz hat oder sogar mit Gefahr verbunden ist, neue Dinge auszuprobieren oder auch einmal Risken einzugehen. In Situationen, die mit neuen und herausfordernden Entwicklungsschritten verbunden sind, kann es dann zu einem Gefühl von Überforderung kommen. Ein anderes Kind, das zwar ebenfalls ängstlich und zurückhaltend ist und ähnliche »genetische Voraussetzungen« mitbringt, aber erlebt hat, dass es auch schwierige neue Situationen meistern kann und bei wichtigen Bezugspersonen Rückhalt findet, wird diese Entwicklungsschritte sehr viel besser bewältigen

Zusammenspiel von genetischen und Umweltfaktoren

können. Die genetische »Ausstattung« gibt hier also Spielräume mit, deren Grenzen wesentlich durch Umwelteinflüsse und frühe Beziehungserfahrungen bestimmt werden.

Heute wird der Einfluss von Umgebungsbedingungen auf die Ausgestaltung und Interpretation dessen, was man an erblicher Voraussetzung mitbekommt, als viel bedeutsamer angesehen als früher. In der menschlichen Entwicklung geht es also auch um eine enge Wechselwirkung zwischen Genen und Umgebungsfaktoren, die schon im Mutterleib beginnt.

»Magersucht und Ess-Brech-Sucht sind Suchterkrankungen«

Essstörungen als Verhaltenssüchte

In den deutschen Bezeichnungen der beiden Essstörungen Anorexia nervosa und Bulimia nervosa taucht das Wort »Sucht« auf: Mager-»Sucht« und Ess-Brech-»Sucht«. Dies legt nahe, dass es sich bei Essstörungen um Suchterkrankungen handelt. In der Praxis hat diese Verknüpfung auch dazu geführt, dass Beratungsstellen für Suchterkrankungen oft den Bereich Essstörungen mit abdecken. Andererseits werden Essstörungen in den Klassifikationssystemen für psychische Erkrankungen in einem eigenen Kapitel behandelt und nicht den herkömmlichen Süchten (Alkohol- und Drogensucht) zugeordnet.

Essstörungen und Suchterkrankungen

Es finden sich einige Ähnlichkeiten zwischen Suchterkrankungen und Essstörungen. Nimmt man als Beispiel die Bulimia nervosa, so findet sich wie auch bei anderen Süchten ein Zwang bzw. ein unwiderstehlicher Wunsch, etwas Bestimmten zu sich zu nehmen – in diesem Fall Nahrung.

Gemeinsame Merkmale

Außerdem besteht bei der Bulimie wie bei anderen Süchten auch eine verminderte Kontrolle über das eigene Verhalten: Die Betroffenen können nicht aufhören zu essen, die Menge kann kaum kontrolliert werden und es kommt im Laufe der Zeit zu einer Vernachlässigung anderer

Interessen. Das gestörte Essverhalten wird weiter praktiziert, auch wenn den meisten Essgestörten die negativen körperlichen und sozialen Folgen sehr wohl bewusst sind. Andererseits kann man nicht wirklich von Toleranzentwicklung oder von einem Entzugssyndrom sprechen, wenn das bulimische Essverhalten aufgegeben wird – beides weitere Kriterien einer Sucht. Nicht zuletzt kann natürlich das Ziel jeder Suchtbehandlung – die Abstinenz – nicht für Essstörungen gelten!

Verhaltenssüchte

Neben sogenannten substanzgebundenen Süchten wie der Alkohol- oder Drogensucht spricht man auch von »Verhaltenssüchten«, wenn sich die Sucht auf ein Verhalten bezieht, welches suchtartige Züge bekommt: So gibt es beispielsweise die Kauf-, Computer- und Spielsucht oder aber den Begriff der Sportsucht. Am ehesten wären Essstörungen diesen Verhaltenssüchten zuzuordnen.

> **Die Zuordnung von Verhaltenssüchten und deren genaues Verständnis ist jedoch noch nicht endgültig geklärt. Sie finden sich bislang auch noch nicht in den Klassifikationssystemen für psychische Störungen wieder.**

Wie entstehen Verhaltenssüchte?

Einige Autoren betonen, für die Entstehung einer Sucht charakteristisch sei, dass ein bestimmtes Verhalten als »belohnend« und positiv erlebt und dadurch so weit verstärkt wird, dass eine Abhängigkeit entsteht. Es kann auch davon ausgegangen werden, dass der »Belohnungsaspekt«

von Substanzen oder Verhaltensweisen im Gehirn zu bestimmten neurochemischen Veränderungen führt, die eine Fortsetzung des Verhaltens bis hin zur Abhängigkeit fördern. Wieder andere Forscher betonen bei Verhaltenssüchten die Nähe zu Zwangsstörungen, bei denen ein bestimmtes Verhalten immer wieder ausgeführt werden muss, da es sonst zu einer starken Anspannung oder Angst kommt. Das Verhalten selber muss dabei nicht unbedingt als positiv und belohnend erlebt werden. Wieder andere stellen eine Verbindung zu Impulskontrollstörungen her – legen den Schwerpunkt also darauf, dass das Verhalten plötzlich außer Kontrolle gerät und nicht mehr rational gesteuert werden kann, wie z.B. bei der Spielsucht oder aber auch der Bulimia nervosa.

Erneut ist eine Frage – nämlich inwieweit Essstörungen Suchterkrankungen sind – nicht ganz eindeutig zu beantworten. Es zeigen sich Parallelen, auch wenn Essstörungen nicht alle Zeichen einer Sucht aufweisen. Denn betrachtet man Einzelfälle von Essstörungen, so findet sich auch hier wieder ein sehr breites Spektrum. Einzelne würden ihr Verhalten sicher eher als unangenehmen Zwang beschreiben, andere sagen hingegen ganz klar, dass sie sich wie »Süchtige« erleben, die nicht mehr aufhören können zu hungern oder zu essen.

Sucht und Essstörungen

Insgesamt kann man davon ausgehen, dass wie bei anderen Suchterkrankungen auch verstärkende Faktoren dazu führen, dass pathologische

Verhaltensweisen sich festigen und nicht mehr aufgegeben werden können. Diese Faktoren müssen nicht direkt wirken. Auch eine indirekte positive Wirkung kann ein verstärkender Faktor sein: Dies trifft zum Beispiel dann zu, wenn unangenehme (Gefühls-)Zustände beeinflusst bzw. beseitigt werden. Lernprozesse können dann dazu führen, dass ein Verhalten wie Alkoholkonsum oder ein Essanfall automatisch in Situationen eingesetzt wird, in denen negative Gefühle oder Stress bewältigt werden müssen. Und je mehr sich ein solches Verhalten automatisiert, desto schwerer ist es, es wieder aufzugeben.

Es kommt natürlich auch vor, dass Menschen sowohl unter einer Essstörung als auch unter einer Alkohol- oder Drogenabhängigkeit leiden oder sich Phasen abwechseln, in welchen mal das eine und mal das andere Problem im Vordergrund steht.

»Bulimikerinnen sind Missbrauchsopfer«

Essstörungen als Folge sexueller Traumatisierung

Essstörungen – und hier vor allem die Bulimia nervosa – werden immer wieder mit sexuellem Missbrauch in Verbindung gebracht. Man weiß inzwischen, dass sexueller Missbrauch die Wahrscheinlichkeit dafür erhöht, später eine psychische Erkrankung zu entwickeln. Dies ist nachvollziehbar, da ein solches Trauma die seelischen Bewältigungsmöglichkeiten übersteigt. Welche psychische Problematik sich dann entwickelt – ob es eine Essstörung, eine Posttraumatische Belastungsstörung, eine Angsterkrankung oder wiederholte Depressionen sind –, das hängt aber von einer Vielzahl an Faktoren ab.

Missbrauch und psychische Erkrankung

Ganz konkret bedeutet dies, dass es keinen direkten Zusammenhang zwischen sexueller Traumatisierung und Essstörungen gibt. Ein solches Trauma führt nicht automatisch zu einer Essstörung, und nicht alle Essgestörten wurden früher sexuell missbraucht. Nur ein kleiner Anteil an Menschen mit einer Essstörung hat solche Erfahrungen durchgemacht. Für alle anderen kann es sehr belastend sein, wenn eine solche Assoziation automatisch hergestellt wird.

Bei der Gruppe von Frauen und Männern, die einen sexuellen Missbrauch einmalig oder mehrfach erleiden mussten, kann die Essstörung aller-

Essstörung und Missbrauch

dings eine ganz besondere Rolle spielen. Dies muss in der Behandlung, welche natürlich auch das Trauma des sexuellen Missbrauchs einbeziehen sollte, berücksichtigt werden. Manche Menschen empfinden Essen beispielsweise als etwas Bedrohliches, weil sie negative Aspekte, die mit dem Missbrauch in Zusammenhang stehen, auf diese projizieren: das Hineinnehmen von etwas »Fremdem« in den Mund wird von ihnen als ekelhaft erlebt und muss rückgängig gemacht werden. Erbrechen kann bedeuten, dass Wut und Abscheu oder aber etwas Inkorporiertes (das Ekelhafte, was man in sich hineingenommen hat) die »Toilette hinuntergespült werden können«. Erbrechen oder der Gebrauch von Abführmitteln bekommen dann etwas Befreiendes und Reinigendes. In solchen Fällen haben das Essverhalten, das selbstinduzierte Erbrechen, aber auch ein möglicher Abführmittelmissbrauch eine hohe symbolische Bedeutung. Ziel einer psychotherapeutischen Behandlung wäre es dann, diese Bedeutungsverknüpfungen erst einmal zu verstehen und langsam zu verändern. Sich selber zu ernähren sollte im Laufe der Zeit wieder mit positiven Aspekten von Selbstfürsorge und Genuss verbunden werden können.

»Manche Sportarten führen zu Essstörungen«

Die Rolle von Sport bei der Erkrankung

Es wird immer wieder behauptet, dass manche Sportarten – wie zum Beispiel Eiskunstlaufen – zu Essstörungen führen können. Beim Thema »Sport« und »Essstörungen« muss aber, wie in anderen Bereichen auch, davon ausgegangen werden, dass es verschiedene Möglichkeiten gibt, wie sich Sporttreiben und Essstörungen beeinflussen können.

Es gibt bestimmte Sportarten, bei welchen es wichtig ist, auf das Körpergewicht zu achten. Dies sind »ästhetische« Sportarten (z.B. rhythmische Sportgymnastik, Tanzen, Eiskunstlaufen), Ausdauersportarten (z.B. Langstreckenlauf, Skilanglauf), technische Sportarten (z.B. Skispringen, Hochsprung, Turnen) oder aber Sportarten, in denen Gewichtsklassen vorgegeben werden (Rudern, Kampfsportarten). Eine Kontrolle des Körpergewichts dient also dazu, die sportliche Leistung zu verbessern, den ästhetischen Anforderungen zu genügen und erfolgreich zu sein.

Körpergewicht

Eine große norwegische Untersuchung konnte zeigen, dass die Häufigkeit von Essstörungen und den Vorstufen einer Essstörung bei Hochleistungssportlern deutlich erhöht war (13,5 % im Vergleich zu 4,6 % bei den Menschen, die keinen Leistungssport treiben). Dies traf vor allem auf die oben erwähnten Sportarten zu, in denen ein niedriges Körpergewicht von Bedeutung ist oder aber eine Orientierung an Gewichtsklassen erfolgt.

Anorexia athletica

Eine bewusste Verringerung des Körpergewichts bis an die Grenze des Untergewichts kann bei Frauen dazu führen, dass die Periodenblutung ausbleibt und sich ähnliche körperliche Folgen zeigen wie bei der Magersucht. Was sich dann an Symptomen zeigt, hat große Ähnlichkeiten mit der Anorexia nervosa und wird als »Anorexia athletica« bezeichnet. Es wird auch von der »female athlete triad« gesprochen, die sich durch drei Merkmale auszeichnet: ein auffälliges Essverhalten, eine hormonelle Störung (unregelmäßige oder ausbleibende Periodenblutung) und eine verminderte Knochendichte als Folge von hormoneller Störung und Mangelernährung.

Heute wird davon ausgegangen, dass die Anorexia athletica keine psychische Krankheit im eigentlichen Sinne ist, dass sie aber zu einem erhöhten Risiko führt, in das Vollbild einer Magersucht oder einer Bulimie überzugehen. Es gibt kaum Verlaufsuntersuchungen, die zeigen, ob und bei welchen Menschen eine Anorexia athletica nach Beendigung des Leistungssports noch bestehen bleibt oder sich zu einer Essstörung im engeren Sinne entwickelt. Die Kenntnis von Risikogruppen – also eine Kenntnis von Merkmalen von Menschen, die ein erhöhtes Risiko zur Erkrankung tragen – wäre aber wichtig, um schon frühzeitig Maßnahmen ergreifen zu können und diese Sportler speziell zu schützen.

Andererseits treiben Menschen mit einer Essstörung sehr häufig Sport, um ihr Gewicht zu reduzieren oder nach Essanfällen einer Gewichtszunahme entgegenzusteuern. Hier geht es dann weniger um Sport und sportliche Leistung, sondern die Betroffenen leiden unter einer Art Zwang, körperlich aktiv sein zu müssen. So laufen Magersüchtige oft zu Fuß, statt den Bus zu nehmen, oder weigern sich, einen Fahrstuhl zu benutzen. Nicht wenige joggen trotz ihres Untergewichts täglich eine Stunde oder länger. Eine Studie zeigte, dass ungefähr 80 % der Menschen mit Magersucht und über 50 % der Menschen mit Bulimie sich zwingen, körperlich aktiv zu sein und Sport zu treiben. Ein Teil von ihnen hat schon vor der Essstörung intensiv Sport betrieben, so dass dies entweder als erstes Zeichen für den Beginn der Krankheit verstanden werden kann oder aber einen Hinweis darauf geben könnte, dass intensives Sporttreiben einen Risikofaktor für die Entwicklung einer Essstörung darstellen kann.

Sport als gegenregulierende Maßnahme

Tierversuche haben eindrucksvoll zeigen können, dass Hungern zu gesteigerter körperlicher Aktivität führt. Dies spielt auch bei der Mager-

Untergewicht und Hyperaktivität

sucht eine Rolle. Das größere Bewegungsbedürfnis entsteht also nicht nur aus dem Wunsch heraus, möglichst viele Kalorien zu verbrennen, sondern auch die Hungersituation selbst trägt zu einem gesteigerten Drang nach Bewegung bei. Der Fachbegriff dafür ist »Hyperaktivität«.

Dabei ist in der Regel weniger Sporttreiben im engeren Sinne gemeint als eine Bewegungsunruhe, die es zum Beispiel schwer macht, still zu sitzen. Letztere kann für die Betroffen sehr quälend sein. Ein solches Bewegungsbedürfnis findet sich vor allem im akuten Krankheitsstadium nach rascher Gewichtsabnahme und bei sehr starkem Untergewicht. Viele Magersüchtige können in dieser Situation gar nicht mehr richtig Sport treiben.

Sport und Bulimie Auch bei der Bulimie spielt Sport in dem Sinne eine Rolle, als er ein Mittel ist, das Körpergewicht zu beeinflussen. Oft gelingt es Bulimikern aber nicht, dies konsequent durchzuhalten. So kommt es zu Phasen, in welchen sie sich ein strenges Sportprogramm auferlegen und Phasen, in welchen dieses wieder aufgegeben wird. Wenn Menschen mit Bulimie keinen Sport treiben, werfen sie sich dies aber oft vor und empfinden sich als undiszipliniert.

Das Charakteristische bei essgestörten Menschen ist häufig weniger das Ausmaß und die Häufigkeit des Sporttreibens als die zwanghafte Einstellung zum Sport, bei der es viel mehr um eine Einflussnahme auf das Körpergewicht geht als um Spaß und sportliche Leistung an sich.

Allerdings ist es wichtig, nicht nur die negativen Aspekte von Sport zu benennen. Sport kann das Körpererleben auch positiv beeinflussen und dazu führen, dass innere Spannungszustände abgebaut oder eine depressive Stimmung verbessert werden. Sport »in Maßen« kann also für essgestörte Menschen sehr wohl günstig sein. Voraussetzung dafür ist, dass das Sporttreiben seinen zwanghaften Charakter verliert und nicht ausschließlich zu dem Zwecke betrieben wird, Gewicht zu verlieren.

»Die Gründe für eine Essstörung sind individuell ganz verschieden«

Risikofaktoren

Da die Entstehungsbedingungen von Essstörungen komplex sind, ist es entscheidend, bedeutsame Faktoren zu identifizieren, die mit einem hohen Risiko zur Entwicklung einer Essstörung einhergehen. Solche »Merkmale« könnten helfen, Menschen zu unterstützen und vielleicht sogar zu schützen, bei denen das Risiko für die Entwicklung einer Essstörung besonders groß ist.

»Schutzfaktoren«

Es gibt eine ganze Reihe von Untersuchungen zu Risikofaktoren. Andererseits ist es auch wichtig, protektive oder »Schutzfaktoren« zu kennen, die es zu verstärken gilt. Die Schwierigkeit bei der Beurteilung bisheriger Forschung liegt darin, dass die meisten Studien Querschnittsuntersuchungen sind, die zu einem bestimmten Zeitpunkt durchgeführt wurden. Eigentlich müsste man für die Untersuchung von Risiko- und Schutzfaktoren Menschen über einen langen Zeitraum beobachten – möglichst von Beginn an bis hin zur Entstehung einer Essstörung. In diesem Fall spricht man von einer Längsschnittstudie. Dies ist natürlich ungeheuer aufwendig und schwer durchzuführen. Bei Querschnittsuntersuchungen stellt sich aber das Problem, dass man nicht sicher unterschieden kann, ob ein Faktor wirklich Auslöser für die Essstörung war oder aber eine Folge der Essstörung ist. Hinzu kommt, dass man bei

Auslöser oder Folge?

vielen Einflussfaktoren nicht genau sagen kann, ob sie speziell für Essstörungen gelten oder für psychische Erkrankungen ganz grundsätzlich.

Wenn man die bisherigen Forschungsergebnisse betrachtet, findet sich eine ganze Reihe an Faktoren, die alleine oder auch im Zusammenspiel für die Entstehung von Essstörungen von Bedeutung sind. So kann man sicher sagen, dass das Risiko, an einer Essstörung zu erkranken, für Frauen um das zehnfache höher ist als für Männer. Ein weiteres Risiko stellt eine Lebenssituation dar, in der gezielt auf ein niedriges Gewicht geachtet werden muss – zum Beispiel aufgrund des Berufs oder sportlicher Leistung (Spitzensportler, Models). Kontrovers diskutiert wird, ob Übergewicht vor Beginn der Essstörung als ein Risikofaktor zu sehen ist, da es zu einem negativen Körpererleben und Diätverhalten führen kann. Ferner wurden Fütterungsstörungen im Säuglings- und Kleinkindalter mit einem erhöhten Risiko für eine Essstörung in Zusammenhang gebracht. Unklar sind hierbei allerdings die Ursachen für eine solche Fütterungsstörung. Sie könnte Ausdruck einer problematischen Entwicklung des Kindes oder aber auch einer schwierigen Mutter-Kind-Beziehung sein. Als weitere bedeutsame Faktoren werden eine geringe emotionale Unterstützung durch die primären Bezugspersonen, ein ausgeprägter Perfektionismus, chronische elterliche Konflikte sowie eine psychische Erkrankung der Eltern, sexueller Missbrauch, ein geringes Selbstwertgefühl, wiederholtes Diätverhalten und starkes Schlankheitsstreben, häufige kritische Kommen-

Risikofaktoren

tare zu Gewicht, Essen und Körper sowie eine große Empfindlichkeit gegenüber Kritik genannt.

Es ist wichtig zu berücksichtigen, dass diese Risikofaktoren gehäuft bei Menschen mit Essstörungen zu finden sind, dass sie aber jeder für sich nicht bedeuten, dass ein Einzelner deswegen später unter einer Anorexie oder Bulimie leiden muss. Hinzu kommt, dass viele der genannten Faktoren nicht spezifisch sind – das heißt, dass sie lediglich das Risiko für eine psychische Erkrankung *allgemein* erhöhen. Dies muss dann nicht unbedingt eine Essstörung sein.

Sicht der Betroffenen Kritisch anzumerken ist auch, dass die Betroffenen nur selten selber dazu befragt wurden, was sie für bedeutsam halten, wenn sie an die Entstehung ihrer Essstörung denken. Eine Studie, die dies tat, konnte zum Beispiel drei Bereiche beschreiben, die Essgestörte für wichtig halten: eine problematische Situation in der Familie, ein gezügeltes Essverhalten bzw. Diäten sowie belastende Lebensereignisse.

Zusammenspiel verschiedener Einflüsse Zusammenfassend muss man sagen, dass die Ursachen für Essstörungen »multifaktoriell« sind. Ob jemand eine Essstörung entwickelt, hängt von seiner individuellen Anfälligkeit für eine solche Erkrankung ab. Diese ergibt sich aus dem Zusammenspiel von biologischen und prädisponierenden sowie auslösenden Faktoren und Schutzfaktoren. Auch bei der Frage, ob es zu einer Heilung kommt oder wie lange die Krankheit aufrechterhalten bleibt, ist von einem Zusammenspiel verschiedener Einflussfaktoren auszugehen.

Behandlung und Verlauf von Essstörungen

»Magersüchtige müssen nur wollen, dann können sie auch wieder essen«

Warum Betroffene an der Erkrankung festhalten wollen

Was Essstörungen von vielen anderen psychischen Erkrankungen unterscheidet, ist, dass die Erkrankung von den Betroffenen selbst nicht als nur schlecht angesehen wird. Einige bezeichnen ihre Essstörung sogar als »beste Freundin« – so, als sei sie eine eigenständige Person. Dies ist von außen zunächst nicht leicht zu verstehen. Es erscheint so einfach, das Essverhalten wieder zu verändern und dadurch gesund zu werden. Und gesund zu werden müsste doch auch erstrebenswert sein? Nicht selten reagieren auch Eltern, verständlicherweise, dementsprechend und sagen zum Beispiel: »Iss doch einfach wieder genau so wie wir, dann ist das Problem gelöst.«

»Positive« Aspekte

Für die Betroffenen ist dies aber nicht so einfach. Die Schwierigkeit liegt unter anderem darin, dass eine Essstörung mit vielen positiven Aspekten verknüpft ist, die Betroffene nicht so leicht aufgeben wollen.

Pro Essstörung Vor Beginn einer Behandlung oder vor Aufnahme einer Therapie sollte zunächst das Pro und Kontra besprochen werden – also die Dinge, die für das Beibehalten oder das Aufgeben einer Essstörung sprechen. Eine Untersuchung aus England, in der 16 Frauen gefragt wurden, was sie an ihrer Magersucht als positiv erleben, ergab folgende Aspekte: Die Essstörung gibt emotionale Sicherheit, sie ermöglicht ein Gefühl von Kontrolle über das eigene Leben, sie führt zu größerem Selbstvertrauen, sie gibt einem das Gefühl von Attraktivität, sie hilft, Gefühle zu vermeiden, führt zu dem Empfinden, etwas »Besonderes« zu sein, sich »fit« zu fühlen, kompetent zu sein, und sie dient dazu, mehr Aufmerksamkeit zu bekommen. Manche nannten als Vorteil auch, keine Periodenblutung mehr zu bekommen.

Im Umkehrschluss heißt dies, dass Gesundwerden bedeutet, Sicherheit und Kontrolle zu verlieren, weniger Aufmerksamkeit zu bekommen und weniger Selbstbewusstsein zu haben. Dies klingt erst einmal nicht sehr erstrebenswert. Daher tragen diese als positiv erlebten Seiten der Essstörung dazu bei, die Krankheit aufrechtzuerhalten.

Verzerrte Wahrnehmung Natürlich sind einige der positiven Bedeutungen, die an die Essstörung geknüpft werden, aber recht verzerrte Wahrnehmungen der Realität. Man spricht im Fachjargon auch von »dysfunktionalen kognitiven Überzeugungen«. Ein Beispiel dafür ist die Behauptung der Betroffenen, dass die Krankheit wieder Kontrolle über das eigene Leben ermöglicht. Mit Abstand betrachtet ist es nämlich vielmehr so, dass die Erkrankung das gesamte Fühlen, Denken und Verhalten einer Magersüchtigen bestimmt – also die Magersucht sie kontrolliert und nicht umgekehrt. Andere Aspekte entsprechen andererseits wirklich dem, was sich für die Betroffenen durch die Krankheit positiv verändert.

> **Das Gesundwerden bringt es in der Regel mit sich, sich ängstigenden und verunsichernden Gefühlen und Entwicklungsaufgaben stellen zu müssen. Um dies zu tun, braucht es eine ausreichende Motivation und vor allem Unterstützung.**

Kontra Essstörung

Wichtig ist auf der anderen Seite auch, die negativen Auswirkungen der Erkrankung herauszuarbeiten und diese bewusst zu machen. Viele Essgestörte wollen sie nicht wahrhaben oder können sich zum Beispiel nicht vorstellen, dass ihre Essstörung langfristig zu gravierenden körperlichen Folgen führen kann. Am spürbarsten und für viele Betroffene sehr belastend ist neben Konzentrationsstörungen, Schwindel und anderen körperlichen Beeinträchtigungen die zunehmende Schwierigkeit, Freundschaften aufrechtzuerhalten.

Zur Arbeit an diesem inneren Für und Wider wurden sogar spezielle Programme entwickelt, die helfen sollen, die Motivation zur Veränderung einer Essstörung zu stärken. Im Grunde genommen ist das Sprechen über die Ambivalenz aber Bestandteil jeder Psychotherapie bei Essstörungen. Und zwar nicht nur zu Beginn, sondern während der gesamten Behandlung.

Wer will eigentlich eine Veränderung?

Bei der Magersucht, die durch die Gewichtsabnahme bedrohlich und auch nach außen sichtbar ist, kommt es zu oft zu einer »Fremdmotivation«. Das heißt, dass Eltern, Freunde oder Lehrer Betroffene dazu bringen, sich an professionelle Helfer zu wenden. Dies ist ein sehr wichtiger Schritt, da es dadurch zu einer ersten Kontaktaufnahme zu Psychotherapeuten oder Kliniken kommt. Betroffene sprechen zum ersten Mal vor anderen über ihre Essstörung und werden auch zu den Hintergründen befragt. Bis sie selber die Entscheidung treffen, etwas verändern zu wollen, kann es aber noch ein weiter Weg sein. Dieser ist nicht selten durch mehrere Klinkaufenthalte oder Therapieversuche geprägt, in welchen es durchgehend um das Dilemma geht: Soll ich die Essstörung aufgeben? Oder soll ich doch an ihr festhalten? Für Eltern und Freunde ist diese Phase, in der ein Mensch mit einer Essstörung noch nicht wirklich etwas verändern will, ganz besonders schwer auszuhalten. Doch Therapie kann nur dann wirksam sein, wenn der / die Betroffene das, was dort passiert, wirklich nutzen und umsetzen will. Therapie kann also nur gemeinsam mit einer essgestörten Patientin oder einem essgestörten Patienten erfolgen und nicht gegen oder ohne sie bzw. ihn.

»Essgestörte verleugnen ihre Erkrankung«

Zum Problem der verzerrten Selbstwahrnehmung

Die »Krankheitsverleugnung« ist vor allem bei der Magersucht ein gängiger Begriff, auch wenn er inzwischen heftig kritisiert wird. Er bezeichnet das Phänomen, dass sich Magersüchtige oft gar nicht als krank erleben. Sie empfinden ihr Untergewicht nicht als bedrohlich, sondern als erstrebenswert. Im Fachjargon wird auch von »ich-synton« gesprochen – die Erkrankung wird als zur eigenen Person gehörig erlebt, als Teil der betroffenen Person selber.

Bei der Bulimie ist es nicht so sehr die Erkrankung an sich, die verleugnet wird. Essanfälle, Erbrechen oder Abführmittelmissbrauch werden sehr wohl als krankhaft erlebt und möglichst heimlich praktiziert. Bei der Bulimie wird eine andere Seite in der Regel als normal empfunden: nämlich zwischen den Essanfällen die Nahrungsaufnahme strikt zu kontrollieren und sehr viel weniger zu essen als normalerweise angemessen wäre. Hier ist also nicht das (Unter-)Gewicht »ich-synton«, sondern es sind die restriktiven – streng kontrollierenden – Anteile des Essverhaltens. Dies ist ein Problem, weil das gezügelte Essen mit dazu beiträgt, Phasen von Heißhunger und damit die Bulimie aufrechtzuerhalten.

In der Behandlung ist es daher zu Beginn wichtig, einen Blick auf die Erkrankung zu ermöglichen, bei dem die Betroffenen wie von außen auf sich schauen und sich fragen: »Was tue ich da eigentlich?«, »Warum tue ich es?«, »Welche Folgen hat es?«, »Inwieweit weicht es von dem ab, was andere tun?«

Schwierig: der erste Schritt

> **Für viele Menschen mit einer Essstörung bedeutet es eine große Überwindung, sich überhaupt in Behandlung zu begeben. Dieser Schritt ist unter anderem deshalb nicht leicht, weil er bedeutet, vor sich selber und anderen zuzugeben, dass man unter einer Essstörung und damit unter einem ernsthaften Problem leidet, zu dessen Lösung man Hilfe braucht.**

Bücher oder das Internet können nützlich sein, um erste Informationen zu bekommen, die helfen, die eigenen Schwierigkeiten einzuordnen. Es kann entlastend sein festzustellen, dass es noch viele andere Menschen gibt, die unter ähnlichen Problemen leiden. Gute Informationen über das Internet bekommt man zum Beispiel über den Internet-Server »hungrig-online.de« oder die Internetseiten der Bundeszentrale für gesundheitliche Aufklärung BZgA. Einige Bücher, die gut verständliche Informationen vermitteln, sind im Anhang genannt. Auch ein Gespräch an einer Beratungsstelle kann manchmal ein erster Schritt sein, bevor man sich traut, sich an einen ärztlichen oder psychologischen Psychotherapeuten oder an eine Klinik zu wenden. Viele Kliniken (an Universitätskliniken sind

dies in der Regel die Abteilungen für Psychosomatische Medizin und Psychotherapie), welche
auf Essstörungen spezialisiert sind, haben auch
Spezialambulanzen, die klärende Gespräche anbieten und dann bei der Weitervermittlung von
Therapieplätzen helfen.

»Es braucht eine strenge Kontrolle«

Über die Bedeutung von Struktur und Vereinbarungen

Die Vorstellung, dass Kontrolle bei der Heilung der Krankheit ganz wichtig sei, ist sowohl in Bezug auf die Anorexie als auch auf die Bulimie weit verbreitet. Bei der Anorexie hat man spontan die Vorstellung, es sei entscheidend, das Essen zu überwachen und zu überprüfen, dass eine Magersüchtige auch wirklich genug isst. Bei der Bulimie könnte die Überlegung so aussehen: »Man muss aufpassen, dass der / die Betroffene sich nicht zu viel Essen besorgen kann.« Und: »Wenn andere zuschauen, traut er / sie sich nicht zu ›fressen‹ und zu ›kotzen‹.«

Vorgaben von außen Es ist auch der Wunsch der Essgestörten selber, das eigene Leben, das Essverhalten und die Gefühle wieder besser kontrollieren zu können. Eine gewisse Kontrolle oder Vorgaben von außen können wirklich hilfreich und notwendig sein, vor allem am Anfang einer Behandlung. So beinhalten Therapieprogramme bei Magersucht meistens Vereinbarungen darüber, was gegessen werden soll, zur Einhaltung einer Mahlzeitenstruktur (morgens, mittags, abends und Zwischenmahlzeiten) sowie Zielvorgaben für das, was an Gewichtszunahme pro Woche erreicht werden sollte. Mit Bulimikern wird ebenfalls besprochen, dass sie regelmäßige Mahlzeiten einhalten sollen, ganz unabhängig

davon, ob zwischendurch Essanfälle statt-
finden.

Diese Vorgaben sind vor allem zu Beginn einer
Therapie schwer einzuhalten und machen
Angst. Immer wieder wird es passieren, dass die
Vereinbarungen nicht eingehalten werden können. Wenn die Angst vor einer Veränderung
überwiegt, kann sogar eine Situation entstehen,
in der die Betroffenen das Gefühl haben, die
Therapeuten, Eltern und Freunde wollen, dass
sie ihre Essstörung aufgeben, aber sie selber
nicht mehr. Es sind dann die anderen, die für die
unerfüllbaren Vorgaben in der Therapie verantwortlich sind.

Typische Schwierigkeiten

> **Je größer der Druck von außen ist, desto
> mehr fühlen sich essgestörte Menschen be-
> vormundet und wehren sich gegen diese
> Kontrolle.**

Daher ist es ganz wichtig, dass sich die Behan-
delten und die Therapeuten immer wieder über
das grundsätzliche Ziel der Therapie und die
dafür erforderlichen Maßnahmen verständi-
gen. »Kontrolle« ist dabei ein problematisches
Wort, wenngleich bei Eltern, Freunden und
auch Therapeuten angesichts der Symptome –
der Bedrohlichkeit des Untergewichts und der
scheinbaren Unfähigkeit von Bulimikern, die
Essensmengen zu begrenzen – ein großes Bedürfnis aufkommt, Kontrolle auszuüben.

Kontrolle von außen führt also nicht selten zu Protest dagegen, zum Unterlaufen von Vorgaben und nicht zum eigentlichen Ziel: dass es der / dem Essgestörten gelingt, ihr / sein Essverhalten selber wieder in den Griff zu bekommen und zu normalisieren. Das Hauptziel muss sein, dass die Betroffenen wieder zu Selbstverantwortung und Selbstkontrolle zurückfinden. Verantwortung und Kontrolle sollten andere nur in schwierigen Phasen übernehmen – und dann stellvertretend, »im Auftrag« der Betroffenen.

Ohne Essen geht nichts

Es wurde schon angedeutet, wie schwer es ist, etwas an einem gestörten Essverhalten zu verändern. Meist kreisen alle Gedanken um Essen und Gewicht. Am Anfang einer Behandlung ist es daher entscheidend, auch ganz konkret am Essverhalten zu arbeiten. Die Annahme: »Sind erst einmal alle inneren Probleme gelöst, verändert sich das Essverhalten ganz automatisch« stimmt in der Regel nicht, was allerdings nicht heißt, dass es nicht in Ausnahmefällen doch einmal so sein kann.

Was vom Verstand her sinnvoll erscheint – zum Beispiel wieder regelmäßig Mahlzeiten einzunehmen –, ist allerdings oft nicht das, was die Gefühle eines essgestörten Menschen signalisieren. So kann der Anblick von Essen mit Gefühlen von Ekel und Angst verbunden sein – und doch ist dieses Essen lebensnotwendig und sollte gegessen werden. Hilfestellung und Unterstützung sind hier sehr wichtig.

Trotz aller Schwierigkeiten ist das Essverhalten selber noch leichter zu verändern als viele für eine Essstörung typischen Gedanken und Gefühle. Auch wenn sich das Gewicht normalisiert hat und keine Essanfälle mehr vorkommen, kann es sein, dass jemand die meiste Zeit des Tages in Gedanken mit Essen und Gewicht beschäftigt ist. Dies kann sehr quälend und beeinträchtigend sein. Auch das Körpererleben verändert sich meistens langsamer als das Essverhalten. Manche Menschen mit Bulimie haben noch lange Zeit das Gefühl, zu dick zu sein oder rasch an Gewicht zuzunehmen, nachdem sie ihre Essanfälle und das Erbrechen aufgegeben haben. In manchen Fällen kommt es bei Bulimie auch wirklich zu einer scheinbaren Gewichtszunahme, die aber durch Wassereinlagerungen bedingt ist. Dies wird oft als sehr bedrohlich erlebt und manchmal auch als Bestätigung der eigenen Befürchtungen. Es ist hilfreich zu wissen: Wenn sich der Wasserhaushalt des Körpers, der durch Erbrechen oder Abführmittel oft sehr durcheinander geraten ist, wieder normalisiert hat, verliert sich dieses Gewicht auch wieder.

Gefühle ändern sich langsamer als Verhalten

Magersüchtige Menschen hingegen müssen lernen, mit einem veränderten, normalgewichtigeren Körper umzugehen. Einige nehmen in der Behandlung mehr als zehn oder fünfzehn Kilogramm zu – dies ist manchmal fast ein Drittel des ursprünglichen Gewichts. Es braucht Zeit, sich daran zu gewöhnen.

»Es braucht vor allem Zuwendung und Liebe«

Eigenständigkeit und Nähe
innerhalb der Familie

Immer wieder wird die Haltung vertreten, Menschen mit Essstörungen bräuchten nur die notwendige Portion Zuwendung und Liebe. Dies kann manchmal sogar bis zu Statements gehen wie: »Sie braucht nur den richtigen Mann«. Meistens ist hingegen die »mütterlich-nährende« Zuwendung gemeint.

Umgang mit sich selbst

Bei vielen Menschen mit Essstörungen fällt auf, dass sie sich sehr schwertun, mit sich selber liebevoll und fürsorglich umzugehen. Sie sind sich selber gegenüber oft hart und verurteilend. Um andere Menschen, und auch um Tiere, kümmern sie sich aber oft liebevoll – dies geht meist so weit, dass sie auch in ihrer Familie die Rolle innehaben, für die anderen da zu sein und für Harmonie zu sorgen.

Stabile Beziehungen

Grundsätzlich sind Zuwendung und haltgebende Beziehungen natürlich wichtig – für alle Menschen. Menschen, die unter einer Essstörung leiden, brauchen solche Beziehungen auch, aber nicht mehr als andere. Von Bedeutung ist dabei vor allem das Gefühl, nicht im Stich gelassen, sondern unterstützt zu werden – was allerdings nicht heißt, dass es nicht auch Streit und Auseinandersetzung geben darf. Man kann sogar sagen: Die Erfahrung, dass man sich streiten und auseinandersetzen kann, sich aber trotzdem mag und unterstützt, ist eine ganz entscheidende. Das Wichtigste ist vielleicht: »authentisch« sein. Gespielte Zuwendung ist eher schädlich als nützlich.

Hilfreich ist vor allem, wenn Eltern sich gut um sich selbst kümmern und sich nicht nur auf das essgestörte Kind konzentrieren – wenn sie ihr eigenes Leben verfolgen und ihre Konflikte untereinander klären – aber da sind, wenn ihre Tochter oder ihr Sohn sie braucht. Eltern glauben nicht selten aus Schuldgefühlen heraus, »Liebe und Zuwendung« geben zu müssen und setzen dies gleich mit: »Ich muss mich danach richten, was meine Tochter / mein Sohn will«. Dies ist kein günstiger Weg.

Die richtige Balance

> **Essensregeln sollten sich nicht nach einem essgestörten Familienmitglied richten, sondern nach denen, die ein gesundes, normales Essverhalten haben.**

Klarheit und Grenzen sind hier wichtiger, als es »dem Kind recht zu machen«.

Weiter oben wurde beschrieben, dass es für Essgestörte in vielen Fällen darum geht, ein ganz schwieriges inneres Dilemma zwischen dem Wunsch nach Nähe und Zuwendung und dem Wunsch nach Eigenständigkeit und Autonomie zu lösen. Sie sind auf der Suche nach der richtigen Balance zwischen beidem und weisen Zuwendung oft zurück, weil zu viel Nähe mit einem Gefühl von Abhängigkeit verbunden ist. Für Angehörige heißt es ebenfalls, die richtige Balance zu finden. Und bei sich selber zu schauen: Wo bin ich zu fürsorglich und behütend, wo zu wenig unterstützend.

Dieses Thema ist auch in der psychotherapeutischen Behandlung zentral. Meist kann es aber erst dann wirklich bearbeitet werden, wenn die Probleme mit dem Essverhalten in den Hintergrund rücken.

»Es braucht nur den richtigen Therapeuten«

Therapiemodelle und Behandlungsmethoden

Die Behandlung von Essstörungen ist nicht leicht. Aus den bisherigen Untersuchungen zu Therapien bei Essstörungen lässt sich schließen, dass es besser ist, sich an Therapeuten zu wenden, die Erfahrung mit der Behandlung von Essstörungen haben. So gibt es eine ganze Reihe von Kliniken und universitären Abteilungen, die auf die Behandlung von Essstörungen spezialisiert sind. Bei Kliniken ist allerdings leichter herauszufinden, ob sie spezielle Programme für Essstörungen anbieten, als bei ambulanten Psychotherapeuten. Die Hauptbehandlungsmethode ist die Psychotherapie. Medikamente, auf die wir noch zurückkommen werden, spielen nur eine untergeordnete Rolle und sind allenfalls als Ergänzung sinnvoll.

In der Psychotherapie gibt es verschiedene Ansätze, von denen in Deutschland und auch weltweit vor allem zwei verbreitet sind. Sie gehen von unterschiedlichen Theoriemodellen aus: der kognitiv-verhaltenstherapeutische Ansatz und der psychoanalytisch-psychodynamische oder tiefenpsychologische Ansatz.

Psychotherapiemethoden

> Sehr vereinfachend kann man sagen, dass in der kognitiven Verhaltenstherapie an der Veränderung von Verhaltens- und Denkmustern gearbeitet wird, die ein Krankheitsbild aufrechterhalten.

Bei Essstörungen wären dies beispielsweise Überzeugungen wie: »Wenn ich mehr esse, werde ich fett« oder »Nur wenn ich dünn bin, werde ich von anderen gemocht«. Ein weiteres Element aus der Verhaltenstherapie ist ferner die Arbeit mit Esstagebüchern. In diesen soll sehr genau notiert werden, was man wann in welchen Mengen gegessen hat. Hinzu kommen Notizen zu Gedanken und Gefühlen vor und nach dem Essen oder einem Essanfall. Solch ein Esstagebuch ermöglicht es, sich genau anzuschauen, was man tut. Dies ist wichtig, um sich das eigene Essverhalten bewusst zu machen, und vor allem auch, um Muster zu erkennen – zum Beispiel Zusammenhänge zwischen Essanfällen und bestimmten Gefühlen oder Situationen. Im weiteren Verlauf der Therapie wird es dann darum gehen, mit diesen Situationen anders umzugehen als mit Hilfe eines Essanfalls oder einer Reduktion der Nahrungsmenge.

Esstagebücher

> **In der psychodynamischen Therapie sind der Ansatzpunkt nicht bewältigte Konflikte und problematische Muster in Beziehungen, die aus diesen Konflikten und dem eigenen Selbstbild resultieren.**

Ein schlechtes Selbstwerterleben kann beispielsweise dazu führen, dass ein Mensch denkt, es allen anderen »immer recht machen zu müssen«, um anerkannt und gemocht zu werden. In der Behandlung geht es dann um die Erfahrung, dass man sehr wohl eigene Positionen vertreten darf – und dass man so eher ernst genommen und anerkannt wird, als wenn man sich nur nach anderen richtet. Weitere Themen können zum Beispiel der Umgang mit schwierigen Gefühlen wie Wut und Ärger sein, und – wie gesagt – die Schwierigkeit, in Beziehungen die richtige Balance zwischen Nähe und Distanz zu finden.

Beide Therapieschulen haben ihre Berechtigung und greifen Problembereiche auf, die bei der Veränderung einer Essstörung bedeutsam sind. Daher ist die Art und Weise, wie Therapeuten arbeiten, inzwischen auch sehr ähnlich geworden – ganz unabhängig von der Therapierichtung, aus der sie kommen. Es besteht Einigkeit darüber, dass ganz konkret geschaut werden muss, wie ein Mensch, der unter Magersucht oder Bulimie leidet, sein Essverhalten und das Gewicht verändern kann – dass aber auch am Selbstwert, dem Umgang mit schwierigen Gefühlen und dem Umgang mit anderen Menschen gearbeitet werden muss.

Eine häufige Erfahrung ist, dass manche der psychischen Schwierigkeiten und Konflikte für die Betroffenen erst dann wieder spürbarer werden, wenn sich nicht mehr alle Gedanken auf das Essen und das Gewicht konzentrieren – also wenn Gewicht und Essverhalten normaler werden. Für die Behandlung bedeutet dies, dass eine intensive Arbeit am Essverhalten und am Körpererleben am Anfang eine sehr wichtige Rolle spielt, im weiteren Verlauf aber zunehmend andere Themen in den Mittelpunkt rücken. Ergänzende Methoden, welche am Körpererleben ansetzen wie beispielsweise die Konzentrative Bewegungstherapie, können hier sehr hilfreich sein.

Uhrzeit	Essen	A	E	Gefühle vorher	Gefühle nachher
9.00	2 Brote mit Käse 1 Schüssel Müsli 1 Ei Rest Nudeln von gestern 6 Toastbrote mit Marmelade	X	X	schlecht geschlafen, irgendwie »miese Stimmung«, Angst vor der Klassenarbeit	erleichtert, später Schuldgefühle, schwindelig
13.00	1 Joghurt, 1 Apfel				froh, dass es kein Essanfall geworden ist

Beispiel: Das Esstagebuch

A = Essanfall; E = Erbrechen

Klinikbehandlung

Therapie kann man ambulant, in einer Klinik oder aber auch in einer Tagesklinik machen. Tagesklinik bedeutet, dass man ganztags – und zwar meistens fünf Tage in der Woche – in einer Klinik behandelt wird, aber die Abende und Wochenenden zu Hause verbringt. Ob eine Klinikbehandlung erforderlich ist, hängt von der Schwere der Essstörung und der Schwere der begleitenden Probleme ab.

> **Bei der Magersucht ist sehr viel häufiger eine Klinikbehandlung notwendig als bei der Bulimie. Dies hängt mit der körperlichen Gefahr zusammen, die durch das Untergewicht entsteht.**

Da die Betroffenen meist große Angst vor einer Gewichtszunahme haben, können sie meist nur mit Hilfe eines klar vorgegebenen Rahmens und professioneller Unterstützung zunehmen. An eine Klinikbehandlung sollte sich dann jeweils eine längere ambulante Therapie anschließen. Die Klinik kann immer nur einen ersten »Einstieg in eine Veränderung« bedeuten. Das Wesentliche kommt eigentlich erst danach: die Umsetzung eines normaleren Essverhaltens zu Hause und das Halten des Gewichts in der Alltagssituation. Eine Klinikbehandlung dauert bei schwerer Bulimie in der Regel zwischen sechs und zwölf Wochen, bei der Anorexie können in Abhängigkeit vom Aufnahmegewicht auch mehrere Monate erforderlich sein. Studien haben gezeigt, dass in der Klinik ein BMI-Wert von mehr als 18 oder bei Kindern mindestens die 10. Alterspercentile erreicht werden sollten. Konkret bedeutet dies, dass immer noch 90 % aller Kinder des gleichen Alters ein höheres Gewicht haben. (Das Normalgewicht läge bei der 50. Alterspercentile.) Die Wahrscheinlichkeit von Rückfällen ist höher, wenn eine Entlassung früher erfolgt.

Vorteile

Die vorübergehende Behandlung in einer Klinik hat einige Vorteile: Zunächst einmal ist beim Essen eine sehr engmaschige Betreuung möglich. Auch kann es günstig sein, Distanz zur Situation zu Hause zu bekommen und viel Zeit zu haben, sich mit sich selber auseinanderzusetzen zu können. Ein Klinikaufenthalt ermöglicht ferner intensive Erfahrungen in der Gruppe von Mitpatienten. Viele Betroffene lernen erstmals, offen über ihr Problem zu sprechen und sich mit anderen auseinanderzusetzen. Ein weiterer Vorteil einer Klinikbehandlung – sei sie nun stationär oder tagesklinisch – ist, dass mehrere Therapieansätze miteinander kombiniert werden können. So kann parallel an verschiedenen Problemen gearbeitet werden.

Übliche Therapieangebote in einer Klinik sind: Einzeltherapie, Gruppentherapie, spezielle Gruppen für Essgestörte, Essbegleitung, Körpertherapie, Familiengespräche, Mal-, Gestaltungs- oder Musiktherapie und die Unterstützung durch eine Sozialarbeiterin, wenn es um Fragen der Wohn-, Ausbildungs- oder Arbeitssituation geht.

Eine solche Kombination verschiedener Therapieansätze ist in Deutschland derzeit nur im Rahmen einer Klinikbehandlung möglich – leider nicht in der ambulanten Situation, da die Krankenkassen die Kosten dafür nicht übernehmen.

Nachteile Ein Klinikaufenthalt kann aber in gewisser Hinsicht auch ungünstige Begleiterscheinungen mit sich bringen. So kann es schwer sein, sich nach einer langen Abwesenheit von zu Hause wieder im Alltag zurechtzufinden. Eventuell muss ein Schuljahr wiederholt werden oder der Kontakt zu alten Freunden ist abgerissen. Plötzlich ist nicht mehr täglich jemand da, der einen intensiv unterstützt. Ein Nachteil kann auch sein, dass sich Essgestörte in einer Klinik gegenseitig pathologische Verhaltensweisen beibringen, zum Beispiel, welche Tricks es gibt, um noch leichter erbrechen zu können. Insgesamt gilt also: Ein Klinikaufenthalt kann sinnvoll und notwendig sein, er sollte aber nicht länger dauern als nötig. Und er ist nur ein Baustein in einem langen Behandlungsprozess.

Bei der Bulimia nervosa kann manchmal eine kurze, ambulante Therapie ausreichend sein, um das Essverhalten so weit zu verändern, dass die Betroffenen alleine gut zurechtkommen und längerfristig ihre Essstörung aufgeben können. Viele bedürfen aber eines längeren Therapieprozesses und es kann durchaus dazugehören, einmal Pausen einzulegen. Es ist wichtig, sich vor Augen zu halten, dass es um einen Entwicklungs- und Erfahrungsprozess geht, der seine Zeit braucht. Schwierigkeiten, die zuvor über die Essstörung »gelöst« wurden, müssen anders bewältigt werden. Es kann Zeiten geben, in denen es unmöglich scheint, das Essverhalten positiv zu verändern, und Phasen, in welchen dies besser gelingt. Es ist also durchaus nicht untypisch, dass gute Abschnitte mit Abschnitten abwechseln, in denen es zu Rückfällen kommt und eine erneute Verschlimmerung der Essstörung eintritt.

Dauer der Therapie

Bei der Magersucht ist in der Regel ein längerer Behandlungszeitraum erforderlich als bei der Bulimie. Nicht selten sind auch Klinikaufenthalte notwendig.

> **Da der Widerstand gegen eine Gewichtszunahme oft sehr groß ist und eine Veränderung sehr viel Angst macht, sind Therapieabbrüche bei Magersucht nicht selten. Im Durchschnitt brechen ca. ein Drittel aller Anorexiepatienten ihre Klinikbehandlung ab.**

Dies liegt meist nicht daran, dass die Behandler zu unfreundlich, zu streng oder zu schlecht wären, sondern dass sich der oder die Magersüchtige noch nicht wirklich auf eine Veränderung ihrer Essstörung einlassen konnte. Dies ist meistens auch der Grund, wenn alle Therapien zu versagen scheinen und sich Essgestörte von einer Klinik an die nächste wenden. Keine scheint gut genug zu sein, um zu helfen, die Essstörung in den Griff zu bekommen. Doch das Problem liegt oft nicht bei den Kliniken, auch wenn es naheliegt, das Versagen ihnen anzulasten. Vor der Einweisung in die nächste Klinik ist es deshalb wichtig, darüber nachzudenken, womit das Scheitern jeweils zusammenhing.

»Es braucht Medikamente«

Möglichkeiten und Grenzen
der medikamentösen Behandlung

Es wäre schön und einfach, wenn Medikamente zur Lösung einer Essstörung führen würden. Allerdings zeigen bisherige Studien, dass Medikamente allenfalls bei der Bulimie eine zusätzliche Unterstützung bieten können. Hinzu kommt, dass die Bereitschaft von Betroffenen, Medikamente einzunehmen, sehr gering ist. Dies ist ein entscheidender Punkt – denn wenn man davon ausgehen muss, dass Medikamente rasch wieder abgesetzt werden oder nur sehr widerwillig und unregelmäßig eingenommen werden, kann man auch nicht von einer wirksamen Behandlung ausgehen.

Bei der Magersucht gibt es bislang keine sicheren Hinweise darauf, dass Medikamente hilfreich sind. Im Einzelfall können sie bei schweren, begleitenden Depressionen, Ängsten oder Zwangsstörungen gegeben werden. Diese bessern sich aber häufig auch spontan bei Gewichtszunahme. In Einzelfällen kann bei extremem Untergewicht, in dem das eingeschränkte Denken fast psychosenahe Züge annehmen kann, die Gabe von Neuroleptika (Medikamente, welche man sonst bei psychotischen Zuständen einsetzt) sinnvoll und gerechtfertigt sein. Es muss aber immer im Einzelfall überprüft werden, ob wirklich eine positive Wirkung zu verzeichnen ist und eine Fortsetzung der Medikation sinnvoll ist.

Anorexie

Bulimie Bei der Bulimie besteht eine etwas andere Situation. Hier konnten Studien zeigen, dass der Einsatz einer bestimmten Gruppe von Antidepressiva (»Serotoninwiederaufnahmehemmer«, SSRI), wirksam sein kann. SSRIs scheinen einen günstigen Effekt auf den »Essdruck« zu haben. Allerdings ist nicht bekannt, ob sie auch bei längerer Einnahme wirksam sind.

> **Eindeutig gezeigt wurde, dass Psychotherapie das Mittel der ersten Wahl ist. Es geht darum, dass Menschen mit Essstörungen ihr Denken und Verhalten verändern können und bessere Lösungen für ihre inneren Schwierigkeiten und Konflikte finden.**

SSRIs – und hier gibt es die meisten Untersuchungen zur Substanz »Fluoxetin« – können zusätzlich eingenommen werden, wenn die Psychotherapie trotz guter Motivation nicht ausreichend wirkt. Fluoxetin sollte dann in einer Dosierung gegeben werden, die höher liegt als bei der Behandlung der Depression: nämlich 60 mg anstatt 20 mg. Auch wenn es weniger Studien zur Wirksamkeit anderer SSRIs gibt, kann angenommen werden, dass diese einen ähnlich positiven Effekt haben.

Einzelne Untersuchungen prüften auch, ob sich die Gabe von SSRIs als sogenannte Rückfallprophylaxe (das heißt: zur Verhinderung von Rückfällen nach erfolgreicher Therapie) bewährt. Hier kann man zumindest für die Magersucht sagen, dass dies nicht zuzutreffen scheint.

»Nach dem Klinikaufenthalt wird alles wieder gut«

Warum Wissen alleine nicht ausreicht

Jemand, der erst seit kurzem an einer Essstörung erkrankt ist, kann es als sehr entlastend empfinden, davon zu hören, dass Essstörungen verbreitete Erkrankungen sind. Wie bereits gesagt, ist es hilfreich, über das Internet oder Bücher zu erfahren, dass man nicht alleine ist. Gerade bulimische Menschen werden dadurch auch von Schuldgefühlen entlastet.

Viele Essgestörte, die schon längere Zeit krank sind, sind aber in der Regel sehr gut über Essstörungen informiert. Sie sind Experten auf diesem Gebiet und wissen oft mehr als ein erfahrener Psychotherapeut. Und doch ist das Wissen um die Erkrankung und ihre Mechanismen nur ein kleiner Baustein, um wieder gesund werden zu können. Gewohnte, eingefahrene Verhaltensweisen zu verändern, neue Wege auszuprobieren und Angst auszuhalten sind unverzichtbare Schritte, die durch Wissen alleine noch nicht getan sind. Viel über die Krankheit zu wissen, kann manchmal sogar von Nachteil sein oder als Argument dafür dienen, Veränderungen zu vermeiden. Betroffene haben dann das Gefühl, Therapeuten könnten ihnen »nichts Neues mehr sagen«, sie »hätten schon alles versucht« oder »schon über alles gesprochen«. Dies stimmt einerseits, andererseits geht es aber auch darum, es

Verhalten, Denken und Fühlen verändern

zu wagen, dieses Wissen auch umzusetzen, um das eigene Verhalten, Denken und Fühlen zu verändern.

Zu hohe Erwartungen

Ein Klinikaufenthalt kann eine sehr positive Wirkung auf die Entwicklung einer Essstörung haben. Doch oft wird das, was während eines stationären Aufenthaltes erreicht werden kann, auch überschätzt. Meist haben die Betroffenen selbst sehr hohe Erwartungen an sich und möchten »die Essstörung nun endlich loswerden«. Eine hohe Erwartungshaltung seitens der Familienangehörigen erhöht den Druck zusätzlich. Klappt es dann nicht wie vorgesehen, sind die Betroffenen enttäuscht, dass sie es nicht geschafft haben. Andererseits ist es aber unrealistisch, dass jemand, der so krank ist, dass er eine Klinikbehandlung braucht, nach wenigen Wochen geheilt entlassen werden kann. Magersüchtige und auch Bulimiker nehmen zwar viele Erfahrungen aus der Klinik mit, müssen diese aber dann nach Entlassung in der Alltagssituation umsetzen. Daher kann es zunächst auch zu vorübergehenden Verschlechterungen kommen.

Schwierigkeiten nach dem Klinikaufenthalt

Die Tages- und Mahlzeitenstruktur in einer Klinik und die kontinuierliche, tägliche Hilfe von Mitgliedern des Behandlungsteams und den Mitpatienten, all dies fällt bei Entlassung ganz plötzlich weg. Und selbst, wenn eine Entlassung sehr gut vorbereitet wird – indem man zum Beispiel das Einkaufen, das Kochen und Essen alleine oder in einem Restaurant übt –, bedeutet es einen großen Schritt, sich wieder eigenständig um alle Mahlzeiten kümmern zu müssen. Und dies in einer Situation, in der es auch noch andere Anforderungen zu bewältigen gilt, die in der Klinik sehr viel weniger zu spüren waren: die Anforderungen von Schule, Ausbildung oder Beruf oder solche, die mit dem Umgang mit Partnern, Eltern und Freunden zu tun haben – und natürlich auch die Anforderung, mit sich selber und den eigenen Gefühlen wieder eigenständiger zurechtzukommen.

> **Die Klinik ist lediglich ein Mosaiksteinchen in einem langen Heilungs- und Entwicklungsprozess. Um Enttäuschungen vorzubeugen, sollten Eltern oder Partner daher rechtzeitig zu Gesprächen in die Klinik eingeladen werden. Auch sie brauchen ausreichend Informationen über die Essstörung, ihren Verlauf und das, was eine Behandlung bewirken kann – nicht nur die Betroffenen selber.**

Positive Entwicklung

Es zeigt sich immer wieder, dass die Betroffenen, die eine Klinikbehandlung gut dazu nutzen konnten, um an Gewicht zuzunehmen oder ihre Ess-/ Brechanfälle aufzugeben, auch nach der Entlassung vergleichsweise gut zurechtkommen. Und diejenigen, denen es gelingt, das in der Klinik Erreichte auch nach Entlassung über längere Zeit beizubehalten, haben eine gute Chance, in absehbarer Zeit ganz aus der Erkrankung herauszufinden. So haben Untersuchungen zum Beispiel ergeben, dass Magersüchtige, die ihr Gewicht im ersten Jahr nach der Entlassung aus einer Klinik halten konnten, später nur in 8 % der Fälle einen Rückfall erlitten. Das bedeutet, dass Rückfälle im ersten Jahr nach einer Entlassung am häufigsten sind – und danach eher unwahrscheinlich werden.

Die Essstörung als Teil der eigenen Identität

Es gibt eine ganze Reihe von Faktoren, die dazu beitragen können, dass eine Essstörung aufrechterhalten bleibt. Hierzu zählen auch Lernvorgänge und physiologische Prozesse. Ein weiterer wesentlicher Aspekt ist ferner, dass die Essstörung – wenn sie über viele Jahre besteht – wie zu einem Teil der eigenen Persönlichkeit und Identität werden kann. Es stellen sich dann Fragen wie: Wer bin ich eigentlich ohne die Essstörung? Womit beschäftige ich mich, wenn die Gedanken ans Essen und die Waage wegfallen? Woran soll ich mich orientieren? Was gibt mir Sinn – und für was bin ich eigentlich gut? Wie hole ich all das nach, was andere an Lebenserfahrungen gesammelt haben, während ich mit dem Essen und meinem Körpergewicht beschäftigt war?

»Essstörungen machen den Körper kaputt«

Gesundheitliche Folgen von Magersucht und Bulimie

Es ist richtig, dass Essstörungen gravierende Auswirkungen auf die körperliche Gesundheit haben können. Diese sind durch die Mangelernährung einerseits und / oder die Folgen von Erbrechen und Abführmittelmissbrauch andererseits bedingt.

Mangelernährung und Untergewicht führen zu einer Situation, wie man sie auch aus Ländern kennt, in denen Nahrungsmangel herrscht, oder aus Kriegszeiten. Der Stoffwechsel wird »heruntergefahren«, wobei auch die hormonelle Regulation betroffen ist: Geschlechtshormone und Schilddrüsenhormone werden in vermindertem Ausmaß produziert. Es kommt zum sogenannten »Low-T3-Syndrom« (Verminderung eines Schilddrüsenhormons im Blut) und bei Frauen zum Ausbleiben der Peri-

Folgen der Hungersituation

> Bei all diesen Mangelerscheinungen ist vor allem der reduzierte Östrogenspiegel problematisch, da er sich ungünstig auf den Knochenstoffwechsel auswirkt. Es kommt zu einer Verminderung der Knochendichte, die bereits nach ein bis zwei Jahren sichtbar ist und langfristig zu Osteoporose und spontanen Knochenbrüchen führen kann.

odenblutung durch den verminderten Östrogenspiegel. Cortisol, als »Stresshormon«, ist in der Regel erhöht.

Bislang gibt es keine Hinweise darauf, dass z.B. eine Gabe von Hormonen diese Gefahr beeinflussen kann: Die wichtigsten Gegenmaßnahmen sind eine ausgewogene Ernährung und eine Normalisierung des Gewichts. Auch die Schilddrüsenwerte bessern sich nach der Gewichtszunahme. Es ist nicht sinnvoll, bei Untergewicht Schilddrüsenhormone in Form von Medikamen-

---

Körperliche Folgen des Hungerns
- Schwäche, Konzentrationsstörungen, Müdigkeit
- Schlafstörungen
- Verstopfung, Blähungen
- niedriger Blutdruck, langsamer Pulsschlag
- Ödeme
- hormonelle Störungen, z.B.:
  - Verringerung der Schilddrüsenhormone
  - Verringerung der Geschlechtshormone (Östrogen)
  - Erhöhung von Cortisol
- Gefahr der Osteoporose (Verminderung der Knochendichte) durch den niedrigen Östrogenspiegel
- Hautveränderungen, Haarausfall
- Blutbildveränderungen
- Abnahme der Hirnsubstanz (Hirnatrophie)
- bei Beginn vor der Pubertät: Wachstumsschäden

---

ten einzunehmen und so künstlich zu ersetzen, da deren verminderte Freisetzung Ausdruck einer »normalen« Anpassung an die Hungersituation ist.

Folgen von Erbrechen

> **Selbstinduziertes Erbrechen und Abführmittelmissbrauch führen zu Elektrolytstörungen im Blut, die ebenfalls gravierende Folgen haben können. Vor allem niedrige Kaliumwerte sind bedrohlich, da sie Herzrhythmusstörungen und langfristig Nierenschäden verursachen können.**

Niedrige Kaliumwerte sollten regelmäßig kontrolliert werden. Auch sollte in diesem Fall versucht werden, Kalium über die Gabe von Medikamenten vorsichtig zu ersetzen.

Zahnschäden

Viele essgestörte Menschen, die selbstinduziert erbrechen oder häufig säurehaltige Nahrungsmittel zu sich nehmen, leiden unter Zahnschäden. Dies hat damit zu tun, dass Säuren wie die Magensäure die Zahnhartsubstanz angreifen. Dies führt zu charakteristischen Veränderungen der Zähne, welche von Zahnärzten schon frühzeitig erkannt werden können. Manchmal sind sie sogar die Ersten, die Betroffene auf ihre Essstörung ansprechen. Regelmäßige Zahnarztbesuche sind wegen der Gefahr dieser Zahnschäden wichtig. Es gibt zum Beispiel fluoridhaltige Mundspüllösungen und weitere Maßnahmen, die helfen können, zu massive Zahnschäden zu verhindern.

Körperliche Folgen von Erbrechen und Abführmittelmissbrauch

- Elektrolytveränderungen
  - niedriger Kaliumwert (Hypokaliämie) durch Erbrechen und Abführmittel
  - niedriger Natriumwert (Hyponatriämie) durch Abführmittel
- Zahnschäden (aufgrund von Erbrechen)
- Herzrhythmusstörungen (v.a. durch Hypokaliämie)
- Langfristige Nierenschäden

Körperliche Folgen von Essanfällen

- Schwellung der Speicheldrüsen (»Sialadenose«)
- Überdehnung des Magens

Schwangerschaft Eine Essstörung kann durch Mangelernährung und Untergewicht dazu führen, dass die hormonelle Regulation gestört ist. Dies kann auch bei normalgewichtigen, bulimischen Frauen der Fall sein. Eine Folge davon kann sein, dass es nicht so leicht möglich ist, schwanger zu werden. Hinzu kommt, dass das Interesse an Sexualität bei einer ausgeprägten Essstörung meistens stark vermindert ist.

Es gibt aber sehr wohl essgestörte bulimische Frauen (bei Anorexie ist dies seltener), die schwanger werden und Kinder bekommen. Allerdings scheint das Risiko für Schwangerschafts- und Geburtskomplikationen im Vergleich zu gesunden Frauen erhöht zu sein. Wichtig ist, dass es den essgestörten Frauen während der Schwangerschaft und Stillzeit gelingt, sich ausreichend zu ernähren und möglichst auf selbstinduziertes Erbrechen zu verzichten. Vielen gelingt dies weitgehend, da sie das Wohl ihres Kindes im Auge haben.

Die gravierenden körperlichen Veränderungen während einer Schwangerschaft werden ganz unterschiedlich erlebt. Manche Frauen können diese Veränderungen, die ja mit einer starken Gewichtszunahme einhergehen, gut akzeptieren, anderen wiederum fällt dies sehr schwer. Es ängstigt sie, dass sie den Körper nicht mehr so kontrollieren können wie zuvor.

Körperliche Veränderungen

Ein wichtiges Thema ist nach der Schwangerschaft das Stillen und die Ernährung des Kindes. Hierzu gibt es bislang erst wenige Untersuchungen. Es ist aber naheliegend, dass eine Mutter, die ein gestörtes Essverhalten hat und selber Hunger und Sättigung kaum wahrnehmen kann, Schwierigkeiten hat, ihrem Kind ein gesundes Essverhalten zu vermitteln. Die Gefahr besteht, dass sie eigene Probleme auf das Kind überträgt. Es kann daher sehr sinnvoll sein, dass sich die betroffene Frau in dieser Zeit therapeutische Unterstützung sucht.

Ernährung eines Kindes

»Einmal magersüchtig, immer magersüchtig«

Langfristige Entwicklung und Heilungschancen

Der Verlauf von Anorexie und Bulimie kann sehr unterschiedlich sein. In der Regel erstreckt er sich über mehrere Jahre. Vor allem bei der Magersucht tritt eine Heilung selten in den ersten zwei Jahren ein. Die mittlere Dauer bis zu einer Heilung betrug in einer Studie zum langfristigen Verlauf der Krankheit durchschnittlich sechs Jahre. Auch wenn die Essstörung zurückgeht, haben viele Betroffene noch später Probleme in zwischenmenschlichen Beziehungen oder im Bereich der sozialen Integration. Die vorliegenden Verlaufsstudien beziehen sich allerdings auf Menschen, die medizinische oder psychologische Hilfe in Anspruch nahmen. Es liegen praktisch keine Daten zu der Gruppe an Essgestörten vor, die sich nie in eine Behandlung begeben haben. Daher ist es durchaus möglich, dass die Ergebnisse ein zu negatives Bild zeichnen.

Heilungsraten bei Anorexie

In Übersichtsarbeiten finden sich bei der Magersucht Heilungsraten von ungefähr 50 %. Bei 30 % der Patientinnen bessert sich die Erkrankung im Laufe der Zeit, auch wenn einzelne Symptome einer Essstörung weiterbestehen. Bei ca. 20 % der Patientinnen kommt es zu einem chronischen Verlauf.

Wie oben schon erwähnt, liegt die Sterberate recht hoch – sie wird mit 9 – 15 % angegeben.

Allerdings ist wichtig zu erwähnen, dass es auch Forscher gibt, die diese Zahlen in Frage stellen und eine deutlich niedrigere Sterberate annehmen.

Je länger die Nachuntersuchungszeiträume sind, desto mehr geheilte Patienten finden sich (nach mehr als 10 Jahren 73 %), desto höher liegt aber auch die Sterberate.

Diese Ergebnisse scheinen ernüchternd, zeigen aber, dass es durchaus möglich ist, von der Magersucht geheilt zu werden. Viele ehemals Betroffene sagen später, dass sie sich kaum noch vorstellen können, wie sie in der Zeit ihrer Magersucht gedacht und gefühlt haben. Wichtig ist auch, dass selbst dann noch Heilung möglich ist, wenn die Krankheit schon zehn Jahre oder länger bestanden hat. Allerdings ist die Zahl derjenigen, die nach einer so langen Krankheitszeit nicht mehr aus der Magersucht herausfinden, ebenfalls relativ hoch.

Heilungsraten bei Bulimie

Bei der Bulimie finden sich ähnliche Heilungsraten wie bei der Magersucht, allerdings muss man davon ausgehen, dass es noch sehr viel mehr bulimische als anorektische Menschen gibt, die sich nie behandeln lassen. Diese sind – wie gesagt – in den vorliegenden Studien nicht erfasst. Möglicherweise liegen die Heilungsraten daher tatsächlich höher. Den bisherigen Übersichtsstudien zufolge zeigen sich ein bis zehn Jahre nach einer Behandlung Heilungsraten von 50 %, bei ca. 30 % kommt es zu einer Besserung oder einem wechselnden Verlauf mit guten Phasen und erneuten Rückfällen, 20% zeigen einen chronischen Verlauf.

Zusammenfassend kann man also sagen: Essstörungen können sehr wohl geheilt werden, die Gefahr eines chronischen Verlaufs ist aber nicht zu unterschätzen.

Ausblick Bei Essstörungen handelt es sich um Erkrankungen, die parallel zu unserem Wohlstand und Nahrungsüberfluss immer häufiger geworden sind. Sie sind inzwischen weit verbreitet und betreffen (wenn man das Übergewicht unberücksichtigt lässt) vor allem junge Menschen in einer entscheidenden Entwicklungsphase ihres Lebens.

Wir verstehen zunehmend mehr von den komplexen Ursachen und Bedingungen, die zur Entstehung, aber auch zur Aufrechterhaltung von Essstörungen führen. Trotzdem bleiben Essstörungen sehr ernst zu nehmende Erkrankungen, die für Betroffene und Angehörige viel Leid bedeuten und leicht chronisch werden.

Wir sollten alles daran setzen, ihre Entstehung zu verhindern oder sie zumindest frühzeitig zu erkennen – und natürlich auch daran, die Behandlungsmöglichkeiten immer weiter zu verbessern.

Anhang

Literatur

H. Bruch. Der goldene Käfig. Das Rätsel der Magersucht.
Verlag S. Fischer, Frankfurt am Main, 1982

C. Fairburn. Essattacken stoppen – ein Selbsthilfeprogramm.
2. Auflage, Verlag Hans Huber, Bern, 2006

C. Fairburn, K Brownell. Eating Disorders and Obesity – a Comprehensive Handbook. The Guilford Press, New York / London, 2002

D. Garner, P. Garfinkel. Handbook of Treatment for Eating Disorders. The Guilford Press, New York / London, 2. Auflage, 1997

M. Gerlinghoff, H. Backmund. Wege aus der Essstörung.
4. Auflage, Verlag TRIAS, Stuttgart, 2004

T. Habermas. Heißhunger. Historische Bedingungen der Bulimia nervosa. Verlag S. Fischer, Frankfurt am Main, 1990

S. Herpertz, M. de Zwaan, S. Zipfel (Hrsg.). Handbuch der Essstörungen. Verlag Springer, Berlin (erscheint 2008)

W. Herzog (Hrsg). Ess-Störungen. Therapeutische Umschau, Band 63, Heft 8, 2006

W. Herzog, D. Munz, H. Kächele. Essstörungen. Therapieführer und psychodynamische Behandlungskonzepte. 2. Auflage, Verlag Schattauer, Stuttgart / New York, 2003

G. Reich, M. Cierpka (Hrsg.). Psychotherapie der Essstörungen.
2. Auflage, Verlag Thieme, Stuttgart / New York, 2001

U. Schmidt, J. Treasure. Die Bulimie besiegen – ein Selbsthilfeprogramm. Verlag Beltz, Weinheim, 2000

Wichtige Informationen für Betroffene sowie Kontaktadressen zu Kliniken und Beratungsstellen finden sich auf folgenden Internetseiten: www.bzga.de (Internetseite der Bundeszentrale für gesundheitliche Aufklärung) sowie unter www.hungrig-online.de

Dank

Ich möchte mich herzlich bedanken bei Angelika Sandholz und Barbara Hein für eine kritische Durchsicht des Manuskriptes und ihre wertvollen Hinweise und Anregungen. Im Weiteren geht mein Dank an Silke Stracke und Nina Mosebach, deren Diplomarbeiten über »Pro-Ana« und Sportsucht mir dabei halfen, die entsprechenden Kapitel dieses Buches zu bearbeiten. Mein Dank geht ferner an Hans-Christoph Friederich und alle anderen Mitglieder der AWMF-Leitliniengruppe Essstörungen – besonders an Stephan Herpertz als Koordinator. Die intensiven Diskussionen in der Leitliniengruppe sowie die bislang vorliegenden Literaturübersichten bildeten an vielen Stellen eine wichtige Grundlage für dieses Buch.

Nicht zuletzt geht ein Dankeschön an alle meine bisherigen Patientinnen und Patienten sowie an meine Lektorin Caren Hummel. Ihr sei für die gute Zusammenarbeit gedankt und ihre Anfrage, die dazu geführt hat, dass dieses Buch überhaupt entstanden ist.